Ces histoires insolites qui ont fait la médecine

Du même auteur

La Cuisine de vos artères, Albin Michel, 1994 (avec Bernard Pacaud).

Jean-Noël Fabiani

Ces histoires insolites qui ont fait la médecine

LABOR IMPROBUS OMNIA VINCIT
PLON
www.plon.fr

ISBN : 978-2-259-21246-5

Pour Catherine.
Pour Pierre-Alexandre, Antoine, Julie et Camille.

« La science de la médecine, si elle ne veut pas être rabaissée au rang de métier, doit s'occuper de son histoire, et soigner les vieux monuments que les temps passés lui ont légués. »

Emile LITTRÉ, 1829.

Avant-propos

L'amphithéâtre Farabeuf de la « vieille » faculté de médecine était bondé comme un métro à l'heure de pointe. Au moins trois cents étudiants. Des « première année ». L'atmosphère était assez torride. Dans le caquetage continu des conversations perçaient, irraisonnés, des cris de rapaces. Déjà les avions en papier partaient des gradins les plus élevés pour planer mollement jusqu'à la chaire du professeur...

Pour un enseignant, c'était l'épreuve ! Ces gamins, qui sortaient du bac comme d'un œuf, étaient survoltés par l'ambiance « concours » de cette année de P1, où seul un faible pourcentage des « primants » avait une chance de passer en deuxième année de médecine. Ambiance redoutable où tous les coups étaient permis !

J'avais à faire le premier cours d'une nouvelle matière qui devait compter dans les notes du concours : l'histoire de la médecine. Le ministère avait fait tomber l'année précédente ce nouvel oukase sur les programmes : un enseignement d'intérêt général devrait être dispensé au milieu de la multitude de matières scientifiques dont on abreuvait les étudiants. L'idée en elle-même n'était pas mauvaise. Mais intéresser des étudiants débutants à une réflexion sur les grands mouvements de la médecine alors qu'ils n'en possédaient pas le b.a.-ba restait une gageure.

Le cours dont m'avait chargé le doyen étalait son titre ronflant : « Les conditions nécessaires au développement de la chirurgie moderne ».

— C'est toi, le chirurgien du conseil de gestion[1]. Il faut qu'on se partage la tâche... Je suis sûr que tu feras ça très bien, m'avait-il dit sur le ton affable de celui qui n'admettait pas la discussion.

Ce cours, qui m'avait demandé un certain travail de bibliographie, supposait en toute logique un sacré voyage dans le temps, en commençant par le combat des anatomistes, la découverte de la physiologie de la circulation, l'avènement de l'anesthésie et la découverte de l'infection, les groupes sanguins et la transfusion, en passant par la chirurgie militaire, l'intubation trachéale et autres circulations extracorporelles... Un vrai panoramique !

De plus, je savais mes diapositives un peu chargées, égrenant les dates importantes, les noms des grands hommes qu'on ne pouvait ignorer, les événements fondamentaux et leur enchaînement... Le portrait de quelques barbus du passé était censé égayer la présentation. Mais elle restait sans doute un peu trop revêche pour susciter l'intérêt ou au moins l'adhésion de l'assemblée qui me faisait face.

En entrant dans l'amphi Farabeuf pour faire ce cours au milieu du brouhaha, je le sentais mal, très mal...

J'étais pourtant ce que l'on appelle un vieux routier : douze ans de conférences d'internat, des foules d'exposés sur tous les sujets de chirurgie ou d'anatomie pendant mon clinicat, puis un enseignement de troisième cycle dans ma

1. Dans une faculté de médecine, le conseil de gestion rassemble les représentants élus des professeurs. Habituellement, chacun représente une discipline, la biologie, la chirurgie, la médecine interne, la cardiologie, etc. Ce sont ces professeurs sous l'autorité du doyen qui définissent l'enseignement de la faculté et l'organisent.

spécialité depuis que j'étais professeur. J'étais plutôt à l'aise habituellement.

De la chaire, je contemplais la masse des étudiants. Nombreux étaient ceux qui n'avaient pas de place et s'apprêtaient à prendre le cours sur leurs genoux, assis sur les marches des gradins. Ma présence ne les avait pas dérangés un instant ; ils continuaient à papoter pour les plus calmes et à s'envoyer des projectiles de toutes sortes pour les autres.

Je savais que je n'avais que cinq minutes pour m'imposer... Sinon, j'allais être condamné à parler en forçant dans le micro pour être seulement entendu des éternelles filles studieuses des premiers rangs, celles qui étaient capables de prendre des notes au milieu de toutes les tempêtes.

— Je vais vous raconter une histoire...

Les conversations diminuèrent d'intensité. Certains visages se tournaient vers moi, l'air intrigué de découvrir celui qui osait les interrompre dans leurs occupations.

— Ambroise Paré est sur le champ de bataille...

— Qui c'est ? hurla un petit malin pour faire rire ses camarades.

— Un hôpital dans Paris, continuai-je du tac au tac.

Cette fois, les rires furent de mon côté. Je poursuivis, comme si de rien n'était :

— Il faut amputer un soldat dont la jambe vient d'être fracassée par une arquebuse. C'est une amputation de cuisse. Ambroise Paré sait bien que c'est très dangereux, le soldat risque sa vie. Imaginez seulement... l'anesthésie n'existe pas !

Murmures dans la salle.

— Et pourquoi donc ? demanda une jeune fille à la coiffure en tresses « afro ».

— Parce que nous sommes en 1542 au siège de Perpignan et que l'anesthésie ne sera découverte que pendant la seconde moitié du XIXe siècle, répondis-je, tout en poursuivant. Plusieurs infirmiers costauds maintiennent le soldat pour qu'il ne se débatte pas. Paré aiguise ses longs couteaux, prépare sa scie et fait chauffer un fer rouge dans un brûleau de campagne. L'amputation peut commencer....

Plus personne ne parle. Les avions se sont posés. Les visages rigolards sont redevenus sérieux. Comment Ambroise Paré allait-il faire son amputation ? Pourquoi utilisait-il un fer rouge ? Et la scie, à quoi servait-elle ?

Je savais que j'avais gagné. J'allais pouvoir faire mon cours, leur assener les dates, les noms, les événements sans qu'ils n'y trouvent plus rien à redire. Je savais qu'à la fin de cet exposé de deux heures j'aurais de nombreux étudiants qui viendraient me poser des questions sur la chirurgie et à qui je pourrais dire :

— Si ça vous intéresse, vous pouvez venir dans mon service pour voir une opération.

*

Bien entendu, ces anecdotes ne pouvaient remplacer un enseignement universitaire sur l'histoire de la médecine. L'histoire de la médecine n'est qu'une facette de l'histoire tout court, elle ne peut être ramenée à une suite d'histoires, de petites histoires, même si elles sont totalement exactes. Elle accompagne les grands mouvements de la pensée, elle s'immisce dans les faits militaires et politiques de son temps. Les médecins de la Renaissance sont comme les hommes de la Renaissance, avec leurs défauts, leurs combats, leurs remises en question, et ils servent et obéissent à ceux qui détiennent le pouvoir.

Pour le médecin moderne, permet-elle de tirer des leçons ? Ni plus, ni moins que la grande histoire, qui ne se répète jamais exactement... Tout au plus met-elle en évidence le rôle du hasard, la force de l'observation et le poids de personnalités exceptionnelles dans les progrès et les découvertes. Elle permet aussi de stigmatiser les forces réactionnaires dans le développement d'une nouvelle technique, forces d'autant plus exacerbées qu'il s'agit de l'humain, donc pour beaucoup une expression du divin.

L'histoire de la médecine moderne nous en offre bien des exemples : le don d'organes est discuté dans de nombreux pays, l'utilisation des cellules embryonnaires humaines pour un clonage thérapeutique est loin de faire consensus, la transfusion sanguine, elle-même, est réprouvée par certains... Certaines femmes préfèrent « accoucher dans la douleur », alors que l'anesthésie péridurale a gagné droit de cité dans tous les pays industrialisés. L'excision mutile encore de nombreuses femmes, y compris en France...

On n'a jamais autant réfléchi sur l'éthique médicale ; c'est même devenu une science qu'on enseigne dans les facultés du monde entier, avec des professeurs, des assistants et des doctorants.

Restons modestes. Bien sûr, l'histoire de la médecine doit analyser les grands mouvements de la pensée médicale et les replacer dans leur contexte, mais si elle n'avait que l'avantage de classer un peu certaines dates dans la tête des futurs médecins, ce serait déjà une victoire. A un étudiant en médecine auquel je faisais passer ses cliniques[1], je demandai un jour :

— Qui était Hippocrate ?

Il me regarda de côté, cherchant le piège, réfléchit un peu. Puis soudain, se souvenant de ma propre spécialité, il m'asséna, sûr de lui :

— Un chirurgien cardio-vasculaire, comme vous !

Alors finalement, mes petites histoires pouvaient avoir aussi leur place...

1. Les cliniques étaient le dernier examen oral qui concluait les études de médecine. Il y avait des cliniques de médecine, de chirurgie et d'obstétrique, chacune sanctionnée par un professeur de la discipline. En cas d'échec à l'une d'entre elles, il était impossible de soutenir sa thèse.

1

« Nous devons un coq à Asclépios : payez-le, ne l'oubliez pas ! »

Où je préside une thèse de doctorat en pestant contre le Premier consul et en rêvant sur le serment que prêtent tous les futurs médecins. Où l'on suit le grand Hippocrate sous son platane de l'île de Cos, plongé dans les réflexions que lui suggèrent les dernières paroles de Socrate. Où il décide d'inventer la déontologie qui sera, dans son œuvre immense, la seule partie qui franchira vraiment les siècles...

C'était une soutenance de thèse à la faculté. J'étais président du jury et légèrement en retard. Une opération qui avait duré plus longtemps que prévu !

Il fallait encore me rendre au vestiaire des professeurs pour passer ma toge ! Il ne manquait plus que ce dernier contretemps. En maudissant Bonaparte et son esprit d'organisateur en toutes choses, qui avait décidé et imposé un costume pour les membres de l'université, comme il l'avait fait pour l'uniforme des cavaliers ou la tenue des préfets : les professeurs de médecine porteraient des toges rouge cramoisi quand les docteurs en droit arboreraient le rouge écarlate. L'épitoge se porterait sur l'épaule comportant une patte d'hermine pour les bacheliers, une autre pour les licenciés et la troisième pour les docteurs. Bonjour, le falbala...

Je fermai avec impatience les vingt-cinq boutons de la robe (pas un de moins, le nombre était réglementaire !) en pestant contre le Consulat et appliquai le rabat de batiste blanche sur le col. Les autres membres du jury m'attendaient dans la salle des thèses de la faculté. Le candidat, ou plutôt la candidate était prête. Le public, en fait la famille et les amis de l'impétrante, était entré dans la salle. La soutenance pouvait enfin commencer.

A notre entrée, tous se levèrent. En tant que président du jury, je m'assis le premier et invitai tout le monde à en faire autant. En principe, cette soutenance n'était qu'une formalité. La candidate était brillante. Elle avait terminé son internat dans les plus grands services parisiens et son sujet se situait à la pointe du progrès technologique médical. Grande jeune femme brune, les cheveux tirés en arrière par un chignon impeccable, les yeux discrètement soulignés par le khôl, elle était vêtue d'un tailleur noir strict, chaussée sur des talons « comme il faut », pas trop hauts, pas trop courts... Elle était parfaite dans le genre « soutenance de thèse ». Elle commença, avec un peu d'émotion dans la voix, puis la raffermit rapidement au rythme de son exposé qu'elle connaissait sur le bout des doigts. Elle s'exprimait dans un français parfait, sans hésitations superflues, sans utiliser la « siglomanie » fréquente dans ce genre de circonstances.

Je me tournai vers le public, aspiré par une empathie totale pour l'héroïne. Visages crispés par l'angoisse. Pourvu qu'elle ne trébuchât pas ! Au premier rang, son père, Algérien venu en France dans les années 1960 pour travailler dans les chaînes de Renault à l'île Seguin. Une carrière de travail et de sacrifices pour ses enfants. Il n'en pouvait plus de fierté pour cette fille, qui racontait sous ses yeux des choses qu'il ne pouvait comprendre mais que ces messieurs importants, habillés de rouge derrière leur chaire, semblaient apprécier, tant ils opinaient du bonnet aux propos de Fatima. La mère était enrobée dans ses voiles traditionnels. Elle ne parlait qu'à peine le français. Elle ne comprenait pas très bien ce qui arrivait, sinon que sa fille devenait quelqu'un chez ces Français, capables de faire tant de bien et tant de mal à la fois !

Fatima avait fini son exposé, elle répondait aux questions des rapporteurs. Certaines un peu vicieuses. Comme une gazelle, elle bondit au-dessus des obstacles, brillante et fine tout en restant modeste. C'était parfait. Le jury se retira pour délibérer :

— Médaille d'argent !

— Oui, tout à fait d'accord, médaille d'argent.

Les vieux routiers des thèses tranchaient en peu de mots et déjà se précipitaient pour signer les parapheurs officiels, faisant de Fatima un nouveau docteur en médecine.

— Et pourquoi pas la médaille d'or ? demanda le plus jeune des membres du jury, encore assistant, rapporteur de la thèse.

— Parce que la médaille d'or fait l'objet d'un concours particulier qui a lieu une fois par an et qui permet à l'interne qui l'obtient d'effectuer un an supplémentaire dans le service hospitalier de son choix.

Le jury revint dans la salle des thèses de la faculté. Tout le monde se leva. Je commençai :

— Mademoiselle, le jury vous a jugée digne de devenir docteur en médecine avec la mention très honorable et la médaille d'argent de notre faculté. Vous ne serez médecin qu'après avoir prêté serment. C'est un des actes les plus importants de votre nouvelle carrière, il vous engage devant vos pairs, votre famille et toute la communauté que nous représentons. Vous allez passer la toge noire des médecins, lever la main droite et, devant le buste d'Hippocrate, notre maître à tous...

Paroles consacrées, perpétuant le vieux mythe, répétées au fil des siècles pour sacraliser le métier de médecin :

— « En présence des maîtres de cette école, de mes chers condisciples et devant l'effigie d'Hippocrate, je promets et je jure d'être fidèle aux lois de l'honneur et de la probité dans l'exercice de la médecine... »

La main droite levée, Fatima lisait d'une voix claire le texte moderne d'un serment, écrit sous un platane de l'île de Cos il y avait plus de deux mille cinq cents ans...

Ile de Cos, 399 avant Jésus-Christ

Il portait vaillamment la soixantaine... Hippocrate, médecin-chef incontesté de l'école de Cos, crâne chauve, cheveux coupés court et barbe blanche florissante, se tenait sous son platane favori, entouré de ses élèves et de ses assistants. Ils étaient au moins une trentaine à écouter tous les jours, à l'heure chaude, le discours du vieux maître, quand les consultations du matin étaient terminées. Puis, quand le soleil de Phoebus commencerait de descendre vers la mer, ils iraient visiter ensemble les patients hospitalisés à l'Asclépéion[1].

— Maître, nous venons de terminer selon tes instructions le troisième livre sur *Les Epidémies*, Polybe a presque rédigé le volume *Sur les accouchements*. Il a décrit, comme tu le lui as demandé, la théorie des humeurs pour le volume *Sur la nature de l'homme*. Quand nous aurons terminé l'ensemble, on aura complété tes écrits *Sur la médecine ancienne*, celle de nos pères, les Asclépiades...

Le Maître ne répondit pas. Thessalos, le fils aîné, reprit :

— Ainsi, l'ensemble de tes enseignements pourra être connu de tous. Et notre école montrera sa supériorité sur

1. Maison médicale où l'on hospitalisait les malades en observation. L'Asclépéion de Cos peut toujours se visiter.

toutes les autres, y compris sur ceux de l'école de Cnide, qui disent pis que pendre sur notre façon de faire...

Devant le mutisme persistant d'Hippocrate, Polybe vint à la rescousse de son beau-frère :

— C'est ton combat, Maître, que nous écrivons. C'est le combat de ceux qui observent le malade et ses symptômes pour poser un diagnostic et pour prédire l'issue du mal. C'est ton combat contre les magiciens et les charlatans qui ne soignent que sous l'influence prétendue des dieux, en cherchant la prognose dans le vol des oiseaux ou la distribution des osselets !

Hippocrate redressa la tête qu'il maintenait fixée vers le sol depuis le début de la discussion. Il contempla un instant Polybe. Polybe, le dogmatique. Polybe, le meilleur parmi tous ses élèves, celui qui devrait un jour lui succéder à la tête de cette école. Il lui avait donné sa fille en mariage. Il l'aimait comme ses fils, Thessalos et Dracon. Un vrai médecin dans l'âme. Ils avaient écrit ensemble les textes sur les accouchements et tout ce qui concernait les soins à apporter aux enfants. C'est lui qui prenait en charge toute la pédiatrie et l'obstétrique de Cos. Et avec cela un talent exceptionnel pour permettre un accouchement dont la présentation s'annonçait mal. Le roi des présentations du siège... A la fois ferme et compassionnel, intellectuel et pratique, original et fidèle ! Un vrai médecin, son meilleur élève[1]. Il se tourna vers lui :

— N'oublie pas, Polybe, ce que je t'ai déjà dit : la vie est courte, l'art est long, l'expérience est trompeuse, l'empirisme est dangereux, le jugement difficile. Il faut non seule-

1. Polybe allait en effet diriger l'école de Cos après Hippocrate. Il fut très marqué par l'enseignement de Platon et devint le chef de file des dogmatiques qui échappèrent peu à peu à la rigueur de l'observation, pour préférer le côté intellectuel du « système ». Il insista beaucoup sur la théorie des humeurs qui avait été proposée par Hippocrate et sur le caractère dominant du *pneuma* selon Platon.

ment faire soi-même ce qui convient, mais encore être secondé par le malade, par ceux qui l'assistent et par les éléments extérieurs[1]... La médecine que nous faisons est celle des « phainomenom », de ce qui apparaît et que je cherche depuis toujours à dépister, à associer et à comprendre à la lumière du système que nous ont transmis les Anciens. Mais, selon la comparaison du grand Socrate, ce ne sont que les ombres projetées sur le mur de la caverne que nous interprétons[2]. La réalité nous est insaisissable. Peut-être qu'après nous d'autres pourront mieux faire, comprendront ce qui se passe réellement à l'intérieur du corps, et nos théories leur sembleront dépassées. Ce que je vous transmets, c'est en fait une méthode et un état d'esprit, mais, hélas, peu de connaissances...

La lutte contre le magique, le prétendu divin... Pour Polybe et bien des disciples cela avait été le vrai combat du Maître. Ils l'avaient tous vu agir quand il était appelé au chevet d'un malade : il entrait dans la maison, saluait le patient et sa famille, et notait pratiquement dès le seuil si celui-ci avait ou non le visage de la mort. S'il avait ce fameux « faciès hippocratique », tel qu'il l'avait décrit dans le deuxième chapitre des *Pronostics*, il savait déjà qu'il était en présence d'un agonisant. Jamais il n'abandonnerait ce patient, mais, prudent, il en prévenait d'emblée la famille pour éviter les reproches ultérieurs.

Quand ce point essentiel était élucidé, il pouvait passer à l'examen proprement dit. Il s'approchait lentement du malade et tentait, d'abord à quelque distance, de se faire une idée plus précise de son état général. Etait-il calme, allongé et détendu, bien couvert ou au contraire agité, gesticulant et divagant, couvert de sueurs ? Ses mains étaient-

1. *Aphorismes*, 1re section, 1.
2. Platon, *La République*, Livre VII.

elles immobiles ou bougeaient-elles dans le vide comme pour attraper quelque chose d'imaginaire ?

Après cette observation, Hippocrate s'installait à côté du lit et interrogeait son patient. C'était l'anamnèse. Aucune référence aux dieux. Seulement des questions sur ce qu'il ressentait : avait-il fait un repas trop abondant ? Etait-il fatigué depuis quelque temps ? Avait-il effectué des efforts inhabituels ? Hippocrate recherchait toujours cette « prophase » qu'il tenait pour responsable de la maladie, et il était convaincu que les dieux n'avaient rien à voir là-dedans, qu'il ne s'agissait pas d'une punition et encore moins d'une vengeance !

Ensuite, le malade était complètement dévêtu. Il l'examinait en recherchant tous les détails de son corps des pieds à la tête. Puis il palpait toutes les parties du corps, en insistant sur les régions qui apparaissaient les plus sensibles[1].

Enfin, le praticien scrutait les selles, les urines, les vomissements et les expectorations.

Toujours la même procédure, toujours les mêmes gestes. Hippocrate avait introduit la systématisation de l'examen clinique.

Et puis il avait imposé de prendre des notes ! C'était le rôle de l'assistant qui consignait tout sur ses tablettes. Celles-ci étaient systématiquement classées et conservées

1. L'examen hippocratique a l'intérêt d'être systématique et analytique. C'est en cela qu'il s'oppose à la médecine archaïque qui l'a précédé. Cependant, il ne connaît pas la palpation du pouls, il ignore la percussion (même s'il allait inventer la succussion !) et bien entendu l'auscultation qui sera bien plus tardive. Il ignore tout de l'anatomie et de la physiologie, et il est superficiel par la force des choses, ne s'intéresse donc qu'à ce qu'on a pu nommer la pathologie externe. Tout cet examen devait s'intégrer dans un système, le système des humeurs. Le but était en fait d'arriver à la prognose, c'est-à-dire au pronostic de la maladie, qui revêtait chez tous les Grecs une importance capitale.

dans les locaux de l'Asclépéion. Progrès considérable qui allait permettre la rédaction des *Ecrits*[1].

L'assistant notait donc tout ce qu'il voyait, même les choses qui lui semblaient sans importance, car c'était l'instruction du Maître. Il fallait parvenir au grand principe de la « congruence », c'est-à-dire au rassemblement des signes dans un syndrome, pour arriver à définir une maladie. Par exemple, Dracon notait cette observation qu'il avait rapportée dans *Epidémies I*[2] :

---

1. L'œuvre écrite d'Hippocrate, à laquelle on a donne le nom de *Corpus Hippocraticum*, est un recueil fabuleux de soixante livres. Mais ils montrent une réelle hétérogénéité, ce qui rend probable le caractère collectif de l'ensemble. Il est en fait difficile de savoir avec précision comment s'est formée cette collection et où ont été puisés les éléments qui la constituent. Après avoir été regroupés par les médecins de la Bibliothèque d'Alexandrie sous le nom d'*Ecrits de la Petite Tablette*, le *Corpus* a été traduit à partir du XVe siècle. C'est à Littré, le grand lexicographe, qu'on doit la plus fameuse traduction en français moderne (il était lui-même médecin), traduction qui lui prit presque vingt ans de travail.

Les exégètes actuels pensent qu'il est possible de reconnaître les écrits de la main d'Hippocrate; ils sont d'une concision et d'une précision parfaites, sans verbiage ou répétition, à la limite du compréhensible dans certains cas et toujours rédigés en ionien (donc plus académique que le dialecte dorien communément parlé dans l'île de Cos !). Sur l'ensemble de la collection, une douzaine d'ouvrages peuvent ainsi être attribués avec certitude au Maître : *L'Ancienne Médecine, Le Pronostic, Les Epidémies, Le Régime dans les maladies aiguës, Les Aphorismes* et le *Code de déontologie*, dont on peut être certain qu'il en est l'auteur.

En ce qui concerne la chirurgie qui correspond à cinq traités : *Des articulations, Des fractures, Des plaies de la tête, De l'officine du médecin* et *Le Mochlique*, les trois premiers sont de la main d'Hippocrate lui-même, les deux derniers pourraient avoir été rédigés par Polybe selon les instructions directes de son beau-père. Les autres ouvrages du *Corpus* seraient l'œuvre de ses fils Thessalos et Dracon, et également de Polybe qui succéda au Maître dans l'enseignement de la médecine à Cos, ainsi que de leurs élèves. Une dizaine d'ouvrages, en revanche, pourraient venir des médecins de l'école de Cnide, voisine et rivale de l'école de Cos, et amalgamés au *Corpus* par les bibliothécaires d'Alexandrie.

2. Il est en fait vraisemblable, quand on compare les styles, que le livre *Epidémie I* ait été rédigé après *Epidémie III*.

— Parmi les malades qui moururent : surtout les adolescents, les jeunes, les hommes dans la fleur de l'âge, les glabres, les gens de peau claire, ceux qui avaient les cheveux noirs et raides, ceux qui avaient le teint mat, ceux qui avaient des mœurs légères, ceux qui avaient la voix sèche et rauque, les zézayeurs, les hommes au tempérament excitable...

Tout pouvait avoir de l'importance, l'âge, la voix des patients, leurs mœurs, leur tempérament ; d'autres peut-être seraient un jour à même d'en tirer des conclusions et d'étayer ainsi leur prognose.

— Un médecin doit dire ce qui a été, reconnaître ce qui est, et annoncer ce qui sera.

Tel avait été l'enseignement du Maître !

Et voilà que maintenant, devant eux, le Maître remettait tout en question. Ils en étaient déçus, presque ulcérés.

A ce moment, Apulée, un des aides de l'Asclépéion, pénétra, essoufflé, devant l'aréopage et s'écria :

— Vite, Maître ! Un malade vient de sombrer dans le coma, on a besoin de vous.

Hippocrate, assis dans l'herbe, se leva comme mû par un ressort et, accompagné de Polybe, se hâta vers le bâtiment où les malades étaient hospitalisés. C'était un jeune patient, gentil et flegmatique, qui était arrivé depuis peu, à la demande de son père, pour consulter le Maître. Il était allongé, inconscient, le visage figé, les yeux révulsés et immobiles, le corps en opisthotonos[1], immobile en extension, les bras tendus et les doigts serrés. A le voir ainsi, on croyait qu'il allait mourir sur-le-champ.

---

1. L'opisthotonos (du grec *opistho*, vers l'arrière, et *tonos* pour tension) est une contracture généralisée prédominant sur les muscles extenseurs, de sorte que le corps est incurvé en arrière et les membres sont en extension. Il s'agit de l'un des signes classiques d'une atteinte par le tétanos mais on peut aussi l'observer dans la phase tonique du Grand Mal épileptique.

— Maître, Maître, que faut-il faire ? demandaient Apulée et les autres infirmiers qui maintenaient fermement le patient.

Hippocrate calma tout le monde :

— Ecartez-vous, ne le gênez pas, il va commencer la phase clonique...

En effet, le corps du jeune homme fut pris de tremblements très violents, qui durèrent quelques minutes.

— Regardez bien. Les convulsions vont s'arrêter, puis il va commencer à respirer à nouveau de façon très ample en faisant beaucoup de bruit. Il sera alors très flasque et ses urines vont couler sans qu'il pense à les retenir car il est encore dans le coma. Puis il se réveillera, sans se souvenir de ce qui lui est arrivé. C'est l'amnésie. Vous le laisserez récupérer tranquillement et vous lui laverez la bouche car je crois qu'il s'est mordu la langue, ce qui est fréquent (un peu de sang coulait sur ses lèvres).

Dracon consignait tout sur sa tablette. Discrètement, il cracha par terre.

— Ce que tu viens de faire ne sert à rien, Dracon. Cette maladie n'est pas contagieuse. C'est le Mal sacré. Je pense que tu l'avais reconnu. Et cette habitude de cracher quand on rencontre ces malades n'a pas de sens ! Pas plus que celle d'utiliser des fumigations nauséabondes pour éloigner ce mal prétendument venu des dieux. Il me semble qu'il ne soit pas plus divin, ni plus sacré que d'autres maladies, mais qu'il soit dû à une cause naturelle comme d'autres affections. L'homme considère sa nature et la croit divine à cause de son ignorance et de sa crédulité... D'ailleurs cette maladie ne s'en prend qu'aux flegmatiques. En fait, si l'on préfère : toutes les maladies sont divines et toutes sont humaines !

Ils étaient très impressionnés par la prognose du Maître car les choses se passèrent exactement comme il l'avait prédit.

Alors qu'il commençait la visite des autres malades de l'Asclépéion, Polybe en profita pour reprendre ses questions :

— Tu vois bien, Hippocrate, que toute cette science que tu as accumulée doit être connue du plus grand nombre. Je sais que tu as rédigé un texte sur la maladie sacrée. Il est fondamental qu'on le joigne à nos *Ecrits*...

— Je le ferai, Polybe le dogmatique, je le ferai. Mais cela n'est pas l'essentiel !

Il poursuivit sa visite sans en dire plus, laissant Polybe dans l'expectative de ce qui, pour le Maître, était devenu l'essentiel...

Il n'allait pas tarder à le savoir.

*

La nouvelle arriva par la mer. Dans l'île de Cos, tout ne pouvait venir que de la mer : le meilleur et le pire. Aujourd'hui, c'était le pire : Socrate était mort. « Ils » l'avaient assassiné. Hippocrate en fut terrassé de chagrin et de regret.

Il avait appris l'événement avec du retard, d'un capitaine de navire, quand les bateaux venant d'Athènes, qui se faisaient plus rares depuis la défaite, avaient pu à nouveau colporter ragots et nouvelles jusqu'au fin fond de l'archipel du Dodécanèse, dans la mer Egée.

Bien sûr, c'était une affaire politique. Il fallait trouver des boucs émissaires pour tenter d'expliquer la défaite cuisante d'Athènes après trente ans de luttes avec Lacédémone, dans ces épouvantables guerres du Péloponnèse ! Et la tyrannie des Trente, qui avaient pris le pouvoir, avait effectué des purges redoutables. Il fallait trouver ceux qu'on pouvait tenir pour responsables de l'amollissement général des mœurs, ceux qui avaient conduit la cité de Périclès à sa chute. Il est vrai qu'à côté des valeurs viriles et militaires de Sparte les philosophes d'Athènes pouvaient redouter les comparaisons ! Les sophistes furent particulièrement recherchés : on détruisit même en place publique toute l'œuvre de Protagoras. Socrate, qui les avait beaucoup fréquentés et qui avait discuté avec eux pour dépister leurs faux raisonnements, leur fut injustement amalgamé et on lui interdisit l'enseignement.

Mais Socrate était difficile à atteindre pour plusieurs bonnes raisons. D'abord, il avait été dans sa jeunesse un soldat courageux, qui avait sauvé la vie de plusieurs hoplites devenus des personnages influents d'Athènes, il avait également été président du Conseil des cinq cents ; on pouvait donc difficilement lui reprocher de n'être pas patriote. Ensuite, et surtout, il n'avait jamais rien écrit, ce qui empêchait de se venger sur ses œuvres, même si l'on savait pertinemment que certains de ses élèves se chargeaient avec ardeur d'exprimer sa pensée.

Il fallut donc trouver un prétexte...

Les pouvoirs politiques de tous les temps trouvent toujours un prétexte pour conduire un opposant, ou supposé tel, au pilori. Pour Socrate, on choisit de lui confier l'arrestation de Léon de Salamine. Tout le monde savait en fait que le philosophe considérait Léon comme innocent des faits qu'on lui reprochait. Il refusa donc de se prêter à cette mauvaise action. C'était attendu...

Le prétexte était trouvé !

Mélétos se chargea du rôle d'accusateur public : Socrate était à la fois un corrupteur de la jeunesse et celui qui ne reconnaissait pas les dieux de la cité. Cette accusation était partisane et injuste. En d'autres termes, elle ne tenait pas la route... Elle fut cependant portée, et cinq cent un jurés furent requis.

— Mais comment se déroula le procès, demanda Hippocrate au capitaine, il n'est pas possible que le grand Socrate n'ait pas pu faire valoir son bon droit devant cinq cents citoyens d'Athènes ?

— Hélas et pour faire court, Hippocrate, tout s'est passé comme si ton ami philosophe avait décidé d'exaspérer le jury à tout prix. Comme s'il avait cherché à être condamné ! Il fut le meilleur allié de Mélétos, son propre accusateur. Il refusa de lire la défense que lui avait préparée Lysias ; il raconta des épisodes de sa vie qui n'avaient rien à voir avec les faits reprochés. Enfin, alors qu'on lui offrait le choix entre une condamnation à mort et payer une amende, il proposa de payer la somme de 25 drachmes, ce qui était ridicule, et estima même que, compte tenu des services qu'il avait rendus à la cité, on aurait dû l'héberger au Prytanée et le nourrir jusqu'à la fin de ses jours... En bref, il se moqua de tous et obtint la condamnation à boire la ciguë, comme s'il l'avait souhaité[1]... « Anytos et Mélétos peuvent me tuer, ils ne peuvent pas me nuire », aurait-il dit pour clore les discussions !

Le capitaine raconta ensuite à Hippocrate la mort du philosophe digne, quasiment solennelle, au milieu de ses disciples, en évoquant l'immortalité de l'âme :

— Les dernières paroles furent pour toi, ô Hippocrate. Tu sais combien il t'appréciait. Il a dit à Criton, son ami d'enfance, pour qu'il te le rapporte par ma bouche : « Nous devons un coq à Asclépios : payez-le, ne l'oubliez pas !

— Oui, ce sera fait, répondit Criton, mais vois si tu as encore quelque autre chose à dire. » A cette question, Socrate ne répondit plus, son corps commençait à se raidir sous l'influence du poison, il ne pouvait plus parler. Il acheva donc sa vie de paroles sur cette phrase énigmatique ! Criton pense que c'est à toi, Maître[2], qu'il destinait cette

1. Socrate a été jugé coupable par 281 voix sur 501. Il est certain que son attitude pendant le procès a tout fait pour entraîner cette sentence, car comme le rappelle Xénophon dans les *Mémorables* : « Je me suis souvent demandé par quels arguments les accusateurs de Socrate ont persuadé les Athéniens qu'il méritait la mort comme criminel d'Etat. »

2. Hippocrate était considéré de son temps comme un descendant du dieu Asclépios, fils lui-même d'Apollon et de Coronis, à la vingt-septième génération. Asclépios mourut foudroyé par Zeus pour avoir ressuscité des morts grâce au sang « veineux » de la Gorgone. Il est des pouvoirs pour lesquels un dieu ne peut admettre de concurrence ! Ne serait-ce pas là la première manifestation de la lutte du pouvoir médical et du pouvoir religieux ?

dernière parole et que, toi, tu allais comprendre ce qu'il voulait dire.

Ce récit du marin plongea Hippocrate dans une profonde réflexion et il ne participa plus aux activités de l'Asclépéion pendant plusieurs jours. On le trouvait sous son arbre dès le lever du soleil. A l'heure chaude, il faisait comprendre à ses assistants qu'il n'y aurait pas d'enseignement ce jour...

En fait, tout était mystérieux dans cette affaire : pourquoi Socrate avait-il tant souhaité être condamné ? Que voulait dire sa dernière phrase sur Asclépios ? Socrate avait-il voulu lui communiquer un message posthume ? C'était bien dans sa manière de lancer des questions ou des sentences sibyllines, pour qu'on trouve la réponse en soi-même. « Connais-toi toi-même. » Il connaissait son Socrate...

Hippocrate avait beau retourner tous ses souvenirs et plonger dans une introspection profonde, il ne comprenait pas.

Sa décision fut prise. Un des matins suivants, il informa Polybe et ses fils qu'il partait pour Athènes. Apulée, son jeune infirmier, viendrait avec lui pour s'occuper de ses commodités (en fait, il n'avait pour tout bagage qu'un petit baluchon et sa trousse d'instruments). Il leur confiait la maison, à eux d'en prendre soin. Il n'écouta pas leurs conseils de prudence et embarqua.

Les vents étaient favorables et, mollement bercé par la houle, Hippocrate, qui avait toujours aimé les voyages en bateau, s'endormit presque dès l'appareillage. Comme il le fallait, chez un Grec qui respectait les coutumes, il fit alors un rêve étrange qui commençait agréablement, presque comme un rêve érotique : « Un marchand de bimbeloterie se trouvait dans le gynécée d'un roi. Des femmes belles et jeunes, à moitié dévêtues et babillant comme des oiseaux, l'entouraient en le frôlant pour découvrir ses trésors. Tout à coup, une sonnerie de trompes militaires éclatait bruyamment au-dehors, jetant l'effroi dans ce groupe de jeunes femmes. Alors, une d'entre elles souleva brusquement sa robe, en sortit une épée qui y était cachée et se précipita hors de la maison pour combattre... »

Quand il se réveilla, Hippocrate chercha, bien entendu, à comprendre le message que les dieux lui avaient envoyé en songe. En fait, il connaissait l'histoire et l'avait déjà bien souvent lue dans les chants homériques. Il était clair que le guerrier habillé en femme ne pouvait être qu'Achille aux pieds légers, que sa mère la déesse Thétis avait obligé à se déguiser en femme pour lui éviter de partir à la guerre de Troie. Elle savait que, s'il partait, il s'y couvrirait certes de gloire, mais qu'en revanche il n'en reviendrait pas vivant. Le marchand était Ulysse, Ulysse aux mille ruses, qui avait promis à Agamemnon de ramener Achille et ses Myrmidons en Aulis et qui avait trouvé le subterfuge des trompettes guerrières pour démasquer le guerrier dans sa cachette.

Mais quel rapport ce rêve avait-il avec Socrate ?

Pour Hippocrate, la réponse était évidemment dans le choix d'Achille, qui partit sur-le-champ à la guerre, honteux d'avoir été vu par Ulysse dans cet accoutrement. Il avait choisi une vie courte et pleine de gloire pour les siècles à venir, plutôt qu'une longue vie de paysan sans renommée. Socrate devait savoir aussi que sa mort exemplaire allait mythifier sa vie et conférerait la gloire éternelle à son enseignement. Lui qui n'avait jamais rien écrit, qui ne pouvait compter que sur ses disciples pour faire connaître son message, devait en quelque sorte mettre dans la balance sa propre vie pour rendre son œuvre définitivement crédible. A n'en plus douter, c'était là la raison de son acharnement à être condamné et, ce, de façon injuste...

A Xanthippe[1] qui répétait comme une folle à l'issue du procès :

1. Xanthippe était l'épouse de Socrate. Son caractère acariâtre était légendaire. On dit que Socrate l'avait épousée pour endurcir sa patience...

— Mais cela n'est pas juste!

Il répondit :

— Aurais-tu préféré que cela fût juste!

Orgueil démesuré? Nécessité d'aller jusqu'au bout d'un destin?

Après tout, d'autres, et non des moindres, firent ce même choix dans l'histoire...

*

— Ce que je peux te dire, Hippocrate, c'est que Socrate voyait en toi l'archétype du médecin. En tant que descendant du dieu[1], il te considérait comme le chef d'une école qui se devait d'apporter aux hommes la connaissance, à la condition d'abord qu'ils fassent la preuve de leur sincérité et de leur mérite. Pour lui, la médecine devait représenter une recherche philosophique et une initiation. Pour en être digne et pour la recevoir, il fallait passer par des épreuves qui étaient sanctionnées par un Maître. Il pensait que ton école était l'exemple à suivre et que tu possédais l'envergure pour la conduire à son aboutissement.

Platon parlait de façon très amicale. Il avait été ému de voir Hippocrate entreprendre ce long voyage pour rencontrer tous ceux qui avaient vécu les derniers instants de Socrate. Il y voyait un signe...

Platon était évidemment très peiné par la mort de son propre Maître, bien qu'il en eût compris la dimension rédemptrice. Il connaissait aussi son devoir : celui de faire

1. De son vivant, on l'a vu, la légende faisait déjà descendre Hippocrate du dieu Asclépios lui-même (Esculape en latin). En fait, il y avait plutôt des familles d'Asclépiades, prêtres médecins, qui exerçaient en Grèce depuis très longtemps. Ces prêtres servaient d'intercesseurs entre le dieu et les hommes pour leur signifier le meilleur traitement. Souvent, cette connaissance était transmise de père en fils. Ainsi le grand-père d'Hippocrate portait le même nom et son père Héracléidès, médecin lui aussi, l'initia à cette science médicale. Le sacrifice au dieu était toujours un coq. D'où les paroles de Socrate...

connaître son enseignement. Sa vie entière serait consacrée à cette tâche.

En considérant le grand médecin si sage et si déterminé à la fois, il pensait qu'il devait faire évoluer son enseignement vers un discours imbibé de la pensée de Socrate. C'était peut-être cela qu'il avait voulu dire dans ses dernières paroles. La médecine était peut-être autre chose qu'une *tekhnê*, même si cette connaissance était indispensable. Peut être fallait-il parvenir à une autre dimension... Pendant les semaines qui suivirent, il entreprit de raconter à Hippocrate les grands enseignements de celui qu'il considérait comme le plus grand philosophe de son temps.

Ce fut un moment très agréable. Platon était un merveilleux conteur. On avait l'impression d'entendre parler Socrate.

— Sais-tu que la mère de Socrate était sage-femme ? Il disait qu'il se devait d'accoucher nos esprits, comme sa mère accouchait les femmes. C'est ainsi qu'il n'affirmait jamais, mais cherchait par ses questions à tirer ce qui était déjà en nous et que nous ne parvenions pas à formuler clairement.

La philosophie apparaissait ainsi l'art d'exprimer par des mots simples et nets ce que chacun ressentait de façon confuse, pensait aussi Hippocrate.

Il récapitulait, à l'aune de ce que lui disait Platon, tout ce qui jusqu'à présent avait été son œuvre. Peut-être était-il passé à côté de l'essentiel ? Il lui fallait réfléchir. Accoucher les esprits... lui qui avait déjà rédigé des traités pour expliquer comment réussir les accouchements les plus difficiles.

Qu'est-ce que Socrate aurait pensé de sa médecine ?

Finalement, ce qu'il avait toujours enseigné était une médecine basée sur une éthique spiritualiste, à la fois métaphysique et pratique, dans laquelle le divin se confondait avec la nature, la nature étant la source essentielle de la guérison. On pouvait l'accuser d'être trop rationaliste mais sûrement pas d'être matérialiste. Tout son travail avait été d'apprendre à aider la nature en l'être humain, à vaincre la maladie avec une thérapie simple et naturelle.

D'abord, ne pas nuire !

C'était en cela que la médecine était un art et non pas seulement une technique. Car quel que soit le procédé, le but à atteindre était bien la prévention des maladies et leur guérison. Au fond de lui-même, Hippocrate savait qu'il avait eu raison de suivre ce chemin.

Maintenant, il fallait aller plus loin. C'était cela, le message de Socrate. Il devait encore un coq à Asclépios. Il y avait une autre dimension dans le métier de médecin qu'il n'avait pas encore suffisamment approfondie. Devenir médecin devait consacrer une initiation, l'acceptation d'un idéal. Il fallait créer les règles de la vie du médecin, écrire un code de déontologie...

C'était empli de toutes ces réflexions que le Maître revenait vers son île.

*

Quelques mois passèrent.

Hippocrate avait repris ses habitudes, mais il allait moins souvent visiter des malades, laissant ce soin à ses assistants. Il passait le plus clair de son temps à écrire et à réfléchir sur la médecine et sur la mort de Socrate.

« Nous devons un coq à Asclépios... » Cela ne signifiait-il pas qu'il fallait remercier le dieu d'avoir donné la médecine aux hommes, donc la capacité de prendre soin d'eux-mêmes et de trouver le secret de la guérison ? Ce secret, vrai pouvoir médical, empiétait à l'évidence sur le domaine des dieux. Asclépios en avait fait la triste expérience quand il fut foudroyé par Zeus pour avoir réussi à arracher des hommes à la mort, en utilisant le sang de la Gorgone ! Hippocrate était convaincu de l'importance de ce nouveau pouvoir. Il s'agissait donc bien d'un tournant dans l'histoire des hommes et il s'en sentait investi. A lui d'établir les règles de l'exercice d'une telle puissance...

La mort de Socrate était aussi un tournant. Les héros d'Homère, Achille le premier, considéraient que la gloire éternelle ne pouvait être acquise que par une mort glorieuse au combat. Socrate prouvait qu'il était aussi prestigieux de mourir pour ses idées, dans la non-violence. Par sa mort, Socrate influençait les valeurs du monde.

Hippocrate rédigea ainsi, dans une envolée, plusieurs ouvrages où il résumait les fondements de sa pensée (*Les Aphorismes*) et les grandes lignes de l'éthique qu'il voulait pour les futurs médecins. Cette pensée s'organisait autour de quelques principes incontournables :

– l'obligation morale de la connaissance et de la transmission du savoir ;

– l'égalité de la prise en charge des hommes face à la souffrance et à la maladie, que l'on fût esclave ou homme libre ;

– la défense de la vie ;

– la mise au premier plan du secret médical, qui ne constituait pas un privilège de la profession, mais un droit fondamental du malade.

L'art du médecin devait alors être guidé par l'instruction des règles et par l'expérience personnelle bâtie sur l'interrogatoire et l'examen du patient.

Enfin le jour vint où il put rassembler ses élèves sous son fameux platane. Il était détendu. Il patienta avant de prendre la parole afin que l'attention de son auditoire fût bien fixée.

— Je viens de rédiger les règles qui dorénavant gouverneront notre école. Je veux qu'avant d'aller exercer la médecine que vous aurez apprise ici, vous prêtiez le serment que je vais vous lire. Thessalos, donne-moi la dernière tablette.

Thessalos remit la tablette à son père. Hippocrate jeta un regard circulaire sur sa petite assemblée et commença sa lecture :

« Je jure par Apollon médecin, par Asclépios, Hygie et

Panacée, par tous les dieux et toutes les déesses, et je les prends à témoin que, dans la mesure de mes forces et de mes connaissances, je respecterai le serment et l'engagement écrit suivant :

« Mon Maître en médecine, je le mettrai au même rang que mes parents. Je partagerai mon avoir avec lui, et s'il le faut je pourvoirai à ses besoins. Je considérerai ses enfants comme mes frères et, s'ils veulent étudier la médecine, je la leur enseignerai sans salaire ni engagement. Je transmettrai les préceptes, les explications et les autres parties de l'enseignement à mes enfants, à ceux de mon Maître, aux élèves inscrits et ayant prêté serment suivant la loi médicale, mais à nul autre.

» Dans toute la mesure de mes forces et de mes connaissances, je conseillerai aux malades le régime de vie capable de les soulager et j'écarterai d'eux tout ce qui peut leur être contraire ou nuisible. Jamais je ne remettrai du poison, même si on me le demande, et je ne conseillerai pas d'y recourir. Je ne remettrai pas d'ovules abortifs aux femmes.

» Je passerai ma vie et j'exercerai mon art dans la pureté et le respect des lois. Je ne taillerai pas les calculeux, mais laisserai cette opération aux praticiens qui s'en occupent. Dans toute maison où je serai appelé, je n'entrerai que pour le bien des malades. Je m'interdirai d'être volontairement une cause de tort ou de corruption, ainsi que toute entreprise voluptueuse à l'égard des femmes ou des hommes, libres ou esclaves. Tout ce que je verrai ou entendrai autour de moi, dans l'exercice de mon art ou hors de mon ministère, et qui ne devra pas être divulgué, je le tairai et le considérerai comme un secret.

» Si je respecte mon serment sans jamais l'enfreindre, puissé-je jouir de la vie et de ma profession, et être honoré à jamais parmi les hommes. Mais si je viole et deviens parjure, qu'un sort contraire m'arrive ! »

*

— ... J'apporterai mon aide à mes confrères ainsi qu'à leurs familles dans l'adversité. Que les hommes et mes confrères m'accordent leur estime si je suis fidèle à mes promesses ; que je sois déshonorée et méprisée si j'y manque.

Fatima, très émue, la main droite toujours levée, la voix parfois chevrotante, avait terminé le texte, qui la consacrait docteur en médecine.

Consécration ou initiation ?

Les mots magiques du Maître avaient gardé toute leur force après plus de deux millénaires.

J'imaginais les membres du jury et l'assistance de cette thèse comme l'assemblée d'Hippocrate quand il leur avait lu son serment pour la première fois.

Tous les auditeurs restaient muets.

Il fallait conclure. C'était mon rôle. Ensuite ce serait les félicitations, les embrassades de la famille, les photos souvenirs. Une petite fête avait été préparée dans une salle adjacente avec des pâtisseries orientales et des jus de fruits. Une autre histoire...

J'approchai de Fatima pour la féliciter personnellement. Elle me répondit en me fixant droit dans les yeux :

— Merci, monsieur, d'avoir présidé cette cérémonie dans les règles et la tradition. Merci pour moi et merci pour mes parents. Vous n'imaginez pas l'importance de cette cérémonie pour nous tous...

Elle ne savait pas à quel point je l'imaginais et à quel point je regrettais d'avoir pesté tout à l'heure contre ces maudits boutons de la toge que nous avait imposée, dans sa grande sagesse, le bouillonnant Premier consul...

2

Le feu de saint Antoine

Où les membres du club font dériver une discussion sur l'art vers l'histoire de saint Antoine le Grand. Où les tentations de l'ermite sont interprétées par le Dr Lebrun comme une simple intoxication alimentaire. Où l'on découvre, après bien des suppositions, qu'un des maux les plus mystérieux et les plus sataniques de l'histoire des hommes, le mal des ardents, n'est finalement lié qu'à une banale affaire de farine...

Ils aimaient tous se retrouver pour les dîners du club. D'inspiration américaine, l'esprit du club était de regrouper les représentants de ce qu'on pouvait appeler les notables de la ville : le directeur de la banque, l'entrepreneur de construction, le sous-préfet, quelques commerçants ayant pignon sur rue, le conservateur du musée, le médecin et le chanoine. Ils se réunissaient tous les mois au prétexte d'accompagner quelques actions caritatives, mais au fil des années une estime réciproque était venue les cimenter. Et ces dîners dans un des hôtels, place de la cathédrale, devenaient le prétexte de discussions interminables, où ils pouvaient exprimer ce penchant naturel des hommes pour la dialectique, tout en ne s'égarant pas trop vers les sujets frivoles (la présence du chanoine évitait de s'éterniser quand on devenait scabreux!), qui les changeaient tous de leur monotonie provinciale et leur donnaient un prétexte civilisé pour quitter leurs épouses...

La table avait été desservie. On était passé aux alcools et aux cigares, en poursuivant la conversation du dîner, sur... la place du religieux dans l'inspiration des artistes! Discussion sérieuse, un peu trop peut-être, que le conservateur du musée, toujours raide comme un passe-lacet, menait tambour battant :

— L'histoire de saint Antoine apparaît sûrement comme une des préférées des artistes, disait-il. Un peu comme celle de Faust. Pensez que – je cite en vrac – Vélasquez, Bosch, Pierre Bruegel, Salvador Dalí, Max Ernst, Grünewald, Chassériau, et j'en oublie certainement, ont cherché à représenter les affres de sa tentation. Il faut dire que le personnage s'y prête; il a un côté « photogénique ». Ermite solitaire, il est en conflit permanent avec le démon qui le cherche de toutes les façons possibles. Et les puissances de l'enfer, quand elles apparaissent aux hommes, cela inspire...

— Vous parlez du saint Antoine que l'on invoque pour retrouver son porte-monnaie quand on l'a perdu? demanda le sous-préfet, mal à l'aise dans tout ce qui concernait le religieux.

— Ah non, pas du tout. Pas saint Antoine de Padoue. C'est de saint Antoine le Grand dont je veux parler, saint Antoine l'Egyptien, le premier moine de l'histoire, l'ermite du désert, celui qu'on représente toujours avec son petit cochon à clochettes, reprit le conservateur.

— La tentation de saint Antoine, c'est lui? demanda à son tour M. F., directeur de la banque.

Le chanoine, que tous appelaient amicalement le Padre, se crut le mieux désigné pour répondre à cette question qui touchait directement à son ministère.

— Oui, la tentation de Satan. Celle qui met l'homme sur les pas du Christ qui a été lui-même tenté dans le désert de Judée.

— Padre, racontez donc à notre ami, reprit le conservateur, l'histoire de votre saint favori. Vous brûlez d'envie de le faire...

— Je ferai ensuite les commentaires qui s'imposent, coupa le Dr Lebrun qui était resté silencieux toute la soirée, ce qui n'était pas dans ses manières.

— Commentaires de mécréant comme à votre habitude, docteur, répondit le chanoine. Je ne sais même pas quelles remarques vous allez encore trouver sur saint Antoine, mais je ne me lasserai jamais d'entendre vos explications scientistes pour expliquer tous les miracles de notre foi. Selon vous, tout a une explication, depuis la traversée de la mer Rouge par Moïse jusqu'aux miracles du Christ. Tout peut toujours s'expliquer par les lois physiques.

— Je ne vois pas là ce qui vous choque, répondit le docteur. Je ne nie pas le caractère exceptionnel de l'événement, je l'explique de façon rationnelle. Si Dieu existe, Il ne peut s'exprimer que par les lois qu'Il a lui-même créées et selon le seul langage qu'Il peut tenir...

— Et quel est donc le seul langage qu'Il pourrait tenir selon vous ? demanda le directeur.

— Mais, cher ami, Il ne peut parler que le langage de l'univers, c'est-à-dire le langage des mathématiques, de la physique, de la chimie ou de la biologie. Quelle langue parlerait-on, si demain des créatures venues d'une autre galaxie voulaient nous visiter ? Ce ne serait ni l'anglais, ni l'araméen. Si Dieu fait des choses sur terre, choses que vous appelez des miracles, Il utilise les lois de la physique. Dieu n'est pas un magicien, que je sache...

— Drôle de Dieu qui ne serait capable de ne nous adresser la parole que par l'intermédiaire du théorème de Pythagore ! s'esclaffa le sous-préfet.

— Attendez, chers camarades, vous débattrez après. Padre, racontez-nous d'abord l'histoire de saint Antoine, reprit M. F. qui aimait les débats bien conduits.

Le chanoine s'adossa plus profondément dans son fauteuil, réactiva son éternelle bouffarde dans une éruption de fumée odorante et commença :

— Saint Antoine est en quelque sorte le fondateur des ordres monastiques[1]. Le premier qui, vers les années 250 après Jésus-Christ, a tout abandonné pour aller vivre avec un ermite dans le désert. En fait, c'était un jeune riche, vivant en Egypte au Fayoum, la grande oasis à l'ouest du Nil, dont les parents étaient morts quand il atteignit ses dix-huit ans, le laissant seul au monde, responsable de sa sœur plus jeune que lui. Pourtant, à vingt ans, il a tout laissé à cette sœur, l'a confiée elle-même à des amis de la famille, pour partir dans le désert.

— Qu'est-ce qu'il lui a pris ?

— Il lui a « pris » une phrase de l'Evangile de Matthieu, entendue dans une église : « Si vous voulez vous rapprocher de la perfection, vendez tout ce que vous avez, donnez-le aux pauvres et suivez-moi. » Et il fit comme l'apôtre. Il passa deux ans avec son ermite en prières et en travaux manuels, en ne faisant qu'un repas par jour. C'est là qu'il commença à être tenté par le démon qui lui proposait de revenir vers sa sœur qu'il avait abandonnée, et qui lui suggérait toutes sortes de désirs impurs...

— Sa virilité le travaillait, c'est assez compréhensible,

1. La biographie de saint Antoine a été écrite avec respect par saint Athanase, pape d'Alexandrie, pour offrir à ses ouailles le modèle à suivre afin de parvenir à la perfection de la vie chrétienne. De nombreux textes révèlent une tradition orale forte concernant ce saint, qui est un des plus populaires du catholicisme, même s'il est fortement concurrencé par son homonyme de Padoue, qui a le pouvoir de retrouver les objets perdus. Ce qui peut tout de même être aussi utile !

commenta le sous-préfet, cherchant les sourires complices sur les visages des autres auditeurs.

— Sans doute, reprit le Padre. Mais par la pénitence et le jeûne, il surmonta tous ces moments difficiles et, comprenant qu'il ne pourrait trouver le vrai bonheur que dans la solitude avec Dieu, il décida de se rendre plus loin encore, seul cette fois, et d'habiter dans une grotte, un ancien sépulcre creusé à l'époque des pharaons, afin de mieux domestiquer son corps.

— Sympathique villégiature, fit le sous-préfet. Ça ne devait pas être folichon tous les soirs !

Le chanoine reprit sans tenir compte de l'appréciation, prêt à en rajouter une couche :

— Tous les six mois, un frère lui apportait un sac de farine, du sel, des dattes et de l'eau. C'étaient les seuls aliments qu'il acceptait de manger, entrecoupés de grandes périodes de jeûne et de prières intenses.

— Il lui apportait des sacs de farine de seigle, précisa le docteur, c'est un détail d'importance.

— Et pourquoi donc ?

— Nous y reviendrons, laissons le Padre finir son histoire ! coupa le directeur, qui détestait les incises et les méandres.

— Le démon revint alors le tyranniser. Il l'attaquait surtout la nuit avec ses troupes de diables qui pénétraient dans le tombeau. Ils avaient des têtes de bêtes sauvages, de lions, de loups, d'oiseaux de proie et de serpents. Ils le piquaient, lui déchiraient les chairs. Il avait également des visions de femmes lascives, lubriques qui venaient le tenter, lui suggérant combien la vie pouvait être agréable dans le péché le plus abject et le plus bestial. Un matin, le moine chargé du ravitaillement le trouva en sang avec de nombreuses plaies sur les mains et les pieds, manifestement horriblement douloureuses. Antoine était presque comateux, se tenant le ventre, déchiré par d'intenses brûlures. Il le prit sur son dos et le ramena à l'église pour qu'il reçût des soins.

» A peine remis, Antoine, dont la constitution était quand même robuste, n'eut qu'un seul désir : retourner dans son ermitage. Il était sûr d'avoir remporté le combat avec le Malin et il allait enfin pouvoir jouir de la paix. A la fin de son supplice, il avait vu Jésus, qui lui était enfin apparu et avait mis en fuite tous les monstres des ténèbres. Venant du haut du ciel, entouré d'une éclatante lumière, il lui avait tendu les mains, il avait tenu ses pauvres mains ulcérées, brûlantes, douloureuses pour en extirper le mal. Antoine avait demandé : « Où étais-tu, Seigneur? Pourquoi n'as-tu pas fait cesser plus tôt ce combat? » Et le Christ avait répondu : « J'étais là, à tes côtés, spectateur de ton combat. Puisque tu as résisté avec tant de courage, je serai désormais toujours ton défenseur et je rendrai ton nom célèbre par toute la terre. »

— Là, vous m'accorderez, Padre, que ça ressemble à des paroles du Christ, revues et corrigées par la Metro Goldwyn Mayer, commenta le docteur, en ricanant.

— Taisez-vous, mécréant. Laissez le Padre poursuivre!

— Antoine changea alors de retraite et s'enfonça encore plus profondément dans le désert égyptien. Il trouva un bâtiment abandonné, ancien fortin des sables, sur la rive orientale du Nil, où il s'installa pour vingt ans. Rien de moins! Là encore, un moine venait le nourrir seulement tous les six mois. Mais sa réputation de saint homme menant un combat épique contre le démon s'était répandue. Des disciples voulaient le visiter, mais, ne pouvant franchir les murailles de cette retraite fortifiée, ils restaient hors les murs, tout en percevant à l'intérieur des cris et des combats.

» Il fallut bien du temps pour qu'Antoine acceptât enfin de voir d'autres humains.

» Commença alors sa période d'enseignement : celui-ci était basé sur l'ascétisme – on s'en serait douté! –, seule arme valable pour lutter contre les tentations des démons. Ces tentations étaient elles-mêmes stigmatisées comme la preuve éclatante de l'incarnation du Christ, qui n'offrait plus à Satan que cette arme pour entrer en communication avec l'homme, puisque Dieu avait incarné son propre Verbe dans le Fils de l'homme. En revanche, ces tentations devenaient nécessaires au chrétien, puisqu'il fallait les vaincre pour être sauvé!

» Sous son influence le désert se transforma en une véritable ruche, peuplée de quantité de moines circulant dans tous les sens, mais qui désiraient ardemment, eux aussi, renoncer au monde pour devenir les élèves du Maître. Des monastères furent créés, avec des églises, où des hommes, unis en harmonie, passaient leur vie à chanter des psaumes, à méditer les Ecritures, à jeûner, à prier et espérer la vie éternelle. C'est pour cela qu'on célèbre encore aujourd'hui saint Antoine comme le véritable fondateur de la vie monastique.

— Alléluia! conclut le docteur en tirant sur son havane, la tête rejetée en arrière.

Tous se retournèrent vers lui.

— Qu'avez-vous donc contre ce brave saint Antoine? Peut-être que la tradition chrétienne a un peu enjolivé l'histoire, mais elle est tout à fait plausible dans le contexte des balbutiements du christianisme. Vous n'y croyez pas, bien entendu? demanda le conservateur.

— Pas du tout, répondit le Dr Lebrun, je crois à toute cette histoire. Elle est vraisemblablement exacte et d'une description clinique parfaite. Tellement parfaite que je la raconte à mes étudiants en médecine. Mais avez-vous déjà entendu parler de l'ergot de seigle?

Ils se regardèrent avec des mines interrogatives. Oui, bien sûr, tout le monde connaissait ce parasite du seigle, que venait-il faire dans l'histoire?

Où le Dr Lebrun voulait-il en venir?

Le chanoine, lui, se doutait de ce qu'allait dire le docteur, mais il resta dans une réserve que l'on pourra qualifier d'ecclésiastique.

Alors, Lebrun ayant bien fixé son auditoire, comme il en avait le secret, raconta la « vraie » histoire de saint Antoine.

*

— Tout le monde connaît l'ergot de seigle. C'est un champignon parasite de la plante, du groupe ascomycètes, *claviceps purpurea* pour les puristes, qui contient des alcaloïdes aux passionnantes propriétés, en particulier celles d'entraîner la vasoconstriction des petites artères. C'est-à-dire que, sous l'action pharmacologique des dérivés de l'ergot de seigle, ces artérioles, celles du cerveau, celles des extrémités des membres, celles qui irriguent l'intestin se contractent et se resserrent jusqu'à empêcher le sang d'y circuler. Ainsi vont s'exprimer de nombreux signes qu'on associe sous le nom d'ergotisme. Les mains et les pieds deviennent froids, et les tissus non vascularisés peuvent aller jusqu'à la gangrène, ce qui provoque des douleurs épouvantables. Dans le ventre, c'est une sensation de brûlure intense, comme si on se consumait par un brasier interne. Dans le cerveau, ce sont des hallucinations plus ou moins importantes, toujours négatives ou effrayantes, étayées bien entendu par le vécu du malade.

» Vous avez tous entendu parler du LSD, l'acide lysergique tiré de l'ergot de seigle, qui a été une drogue à la mode il y a quelques années. Elle entraînait des hallucinations épouvantables, parfois définitives, poussant parfois quelques adeptes jusqu'au suicide. On peut considérer les patients atteints d'ergotisme comme des intoxiqués permanents au LSD !

» L'ingestion de seigle contaminé a été un fléau pendant tout le Moyen Age. Des villages entiers devenaient fous. On appelait cela le « mal des ardents » tant les gens semblaient être brûlés par un feu interne, qui les faisait se répandre dans les rues en hurlant leur douleur. On appelait aussi ce mal le « feu de saint Antoine », car le souvenir de notre saint était présent dans tous les esprits religieux de ce temps. Tous avaient en tête les horreurs que Satan suggérait à notre héros, et bien entendu, en ces temps mystiques, l'intervention du diable était une évidence.

» Toute l'Europe était touchée. On peut retrouver plusieurs descriptions magnifiques de l'ergotisme aux Xᵉ et XIᵉ siècles[1]. Mais il fallut attendre le XVIᵉ siècle pour qu'on fasse le rapprochement entre ce mal des ardents et le seigle ergoté[2]. Il est intéressant, au passage, de noter que depuis déjà longtemps les sages-femmes avaient compris que l'ergot à faible dose pouvait hâter le travail des femmes en couches et qu'elles savaient l'utiliser, sans pour autant avoir fait le rapprochement avec les épouvantables intoxications alimentaires dont je viens de parler.

» Ce n'est que vers les années 1650 qu'on va surveiller les récoltes et cribler le seigle pour faire diminuer ces « épidémies ». Cela n'empêche pas quelques résurgences, même très récentes : en 1951, en France, à Pont-Saint-Esprit, le feu de saint Antoine fait sept morts, cinquante patients sont hospitalisés en psychiatrie et deux cent cinquante présentent des symptômes physiques plus ou moins sévères.

» Le « pain maudit » avait encore frappé !

» Alors on comprend mieux la triste vie de saint Antoine, notre ermite du désert. Le Padre vous l'a très bien dit, il ne

---

1. « Le mal commençait par une tache noire ; cette tache s'étendait rapidement, causant une ardeur insupportable, desséchait la peau, pourrissait les chairs et les muscles qui se détachaient des parties osseuses et tombaient par lambeaux. Feu dévorant, il brûlait petit à petit et enfin consumait ses victimes sans qu'on pût apporter de soulagement à leurs souffrances. Plusieurs éprouvaient ses plus cruelles atteintes dans l'espace d'une nuit, s'ils ne mouraient pas au bout de quelques heures. » Sigebert de Gembloux, XIᵉ siècle.

2. Description à la faculté de Marbourg (Allemagne) en 1596.

se nourrissait que de pain et on lui apportait sa farine tous les six mois seulement. Le pauvre malheureux mangeait donc son pain fabriqué avec sa bonne farine de seigle ergoté, ce qui lui provoquait des douleurs, des plaies aux extrémités par vasoconstriction périphérique et des hallucinations d'« enfer ». Comme il mangeait peu, il n'en mourait pas. Et comme il l'avait bien compris lui-même, le jeûne était son salut. Jeûne et prières, et tout rentrait dans l'ordre ; la vie de saint était salvatrice... Qu'il fasse bombance, le gourmand, en mangeant une galette de seigle, et Satan revenait à cheval sur ses ergots...

*

Tous se retournèrent vers le chanoine, en espérant qu'il allait se lancer dans une des diatribes dont il avait le secret, quand il fulminait en chaire le dimanche à la cathédrale contre les esprits forts, ceux qui avaient perdu l'innocence des petits enfants, chers au cœur de Jésus... Ce fut très posément qu'il reprit la parole :

— En fait, je ne vous ai pas tout dit de saint Antoine. Sa vie n'a pas été seulement celle d'un mystique plongé dans ses prières. En 311, l'empereur Maximin décida de lancer une expédition punitive contre les chrétiens d'Alexandrie, et des persécutions eurent lieu. Saint Antoine, que le destin de martyr n'effrayait pas, voire attirait, se rendit dans la ville pour secourir ses frères qui étaient emprisonnés ou conduits pour travaux forcés dans les mines. Malgré ses efforts, il ne fut pas arrêté, même pas inquiété par les Romains, ce qui pour un homme de son état ressemblait presque à un camouflet... Si bien que sa vocation de martyr rentrée, malgré tous ses efforts, il dut quitter la ville et, quelque peu penaud, s'en retourna encore plus loin dans son désert, cacher son désarroi, au mont Colzim cette fois, à deux pas de la mer Rouge[1].

1. Aujourd'hui mont Saint-Antoine.

» Dieu n'avait pas voulu de lui pour souffrir sur une croix de gloire et de lumière. Pour Antoine, les misérables tentations nocturnes suffisaient bien...

» Mais la présence d'un tel homme était comme un aimant, et de nombreux disciples vinrent à nouveau le rejoindre.

Ce fut alors que le sous-préfet, qui commençait à être rassasié par les histoires de saint, coupa le chanoine :

— Il faut avouer, mon père, qu'on a bien du mal à se faire une idée. Qu'avait-il donc de tellement attirant votre saint, en dehors d'être un petit vieux, cradingue, osseux et illuminé qui vivait tout seul sous les étoiles ? Il y avait déjà eu Diogène. Rien de nouveau, la sainteté en plus, sans doute...

— D'abord, il faisait de nombreux miracles, ce qui attirait les malades. Ensuite, il s'exprimait peu, mais n'utilisait que des phrases tirées des Ecritures, ce qui impressionnait. On raconte que des philosophes païens étaient venus pour le contredire et le railler. Bien entendu, Antoine leur démontra leur erreur en peu de mots et leur prouva le caractère irrationnel des dieux païens, qu'il compara à une simple projection des angoisses et des désirs des hommes, alors que le Christ nous élevait à la communion avec la nature divine, par l'expérience charnelle de la souffrance.

— Il savait de quoi il parlait...

— Oui, mais il semble que, sa vieillesse venue, il fut moins soumis à la tentation diabolique, comme si Satan avait compris qu'il n'y avait rien à espérer d'un tel homme. Il mourut à cent cinq ans, paisiblement, entouré des moines qui se réclamaient de son enseignement. Il fut enterré dans un lieu tenu secret.

— Ce qui confirme deux grands principes : d'abord, que grâce à ses disciples, il ne se nourrissait plus exclusivement de pain de seigle dans sa vieillesse, et ensuite que son grand âge confirmait que l'ascétisme était un gage de longue vie ! commenta le docteur. Mes chers camarades, on ne peut pas dire après le dîner de ce soir, le cognac et les cigares, que nous soyons de vrais émules de saint Antoine...

— Quand survint l'invasion arabe, reprit le Padre, il fallut bien protéger les reliques du saint et leur faire quitter Alexandrie.

— Mais vous avez dit qu'elles étaient tenues dans un lieu secret ?

— On raconte que ce fut une révélation qui indiqua la localisation de la tombe du saint dès 531. En fait, comme tous les secrets transmis pendant des siècles de bouche à oreille, ce lieu était devenu le secret de polichinelle. Et il suffisait de suivre dans le désert les pèlerins qui allaient se recueillir sur sa tombe pour savoir où elle était. Ces saintes reliques, crâne et ossements divers, furent donc déterrées, transférées à Alexandrie où elles restèrent pendant un siècle, puis mises en lieu sûr dans une châsse à Constantinople en 635 pour leur éviter la profanation.

» Mais le crâne d'Antoine comme ses fémurs et autres métatarses n'avaient pas fini de voyager. Ils furent subtilisés lors de la première croisade par un seigneur d'un modeste fief des Alpes ; il les ramena dans un petit village du Dauphiné, qui prit rapidement le nom de Saint-Antoine-en-Viennois.

— Et là, miracle ! coupa le docteur, excité. Le trou perdu devient rapidement un lieu de pèlerinage très couru, et pour qui ? Je vous le donne en mille. Pour ceux qui ont été atteints ou qui redoutent le mal des ardents, c'est-à-dire le fameux feu de saint Antoine, car une épidémie épouvantable vient de sévir en Dauphiné. Ce qui prouve bien que les gens du peuple, dans leur grande sagesse, avaient bien fait le rapprochement entre leurs maux et le calvaire du saint.

— Oui, mais vous m'accorderez qu'ils n'avaient pas imaginé le rôle du seigle dans tout cela. Ne raisonnons pas trop par assimilation ! Je poursuis : le nombre des malades amena à la fondation, au XIIe siècle, d'un hôpital, puis d'un ordre de moines pour s'en occuper, les Antonins, qui essaimèrent dans toute l'Europe où ils fondèrent plus de 350 hôpitaux. Ces moines faisaient la quête pour nourrir leurs malades et ils obtinrent le privilège de se faire accompagner d'un cochon à clochette.

— En quoi était-ce donc un privilège ?

— Parce que le porc était, pour les fidèles, le moyen le plus simple et le meilleur marché de faire un don en nature, car parmi les rares aliments qui pouvaient, alors, se conserver quelque temps, en dehors des céréales et de certains fromages, il n'y avait guère que la viande fumée ou salée, d'où l'intérêt du cochon pour remplir séchoirs et saloirs.

— Et la clochette ?

— Comme les moines les laissaient courir en liberté, la clochette autour du cou, c'était simplement pour les retrouver facilement. Bien entendu, les porcs se glissaient partout où traînaient des restes et des immondices variés, ce qui permettait de les engraisser à peu de frais. Voilà pourquoi on représente saint Antoine avec un petit cochon à clochette : par assimilation avec l'ordre des moines qui se réclamaient de lui. Lui, il n'a vraisemblablement jamais eu de cochon !

Il commençait à être tard. Les cigares étaient éteints. Certains ne pouvaient plus réprimer leurs bâillements. Le conservateur, lui, restait parfaitement éveillé. Il pouvait se lever tard le matin.

— Pour revenir à notre conversation initiale et avant de nous quitter, je vous demanderai de bien regarder le tableau de Jérôme Bosch sur la tentation de saint Antoine. C'est un triptyque merveilleux où Bosch peut exprimer à cœur joie son goût des monstres et des hommes... A la vision d'ensemble qui est majestueuse, on est comme toujours chez Bosch irrésistiblement attiré vers le détail, vers l'inventaire des monstres et des créatures infernales...

Le docteur s'était déjà levé et avait passé son manteau. Il se levait tôt le matin pour se rendre à l'hôpital :

— Vous voulez dire irrésistiblement attiré par le bonheur du péché. Ce serait plus exact. Oh, excusez-moi, Padre, ça m'a échappé !

Les feux du Dr Lebrun

C'est au cours d'un remplacement de chirurgien dans une ville de province que j'assistai à l'échange sur le mal des ardents. Mon illustre confrère le Dr Lebrun était médecin de l'hôpital et membre du Rotary Club. Il m'avait invité à un de leurs dîners, pour me remercier sans doute d'avoir pris soin de ses malades en l'absence du Dr C., le chirurgien que j'avais remplacé pendant quinze jours :

— Tu vas voir un de ces fameux dîners de notables de province dont on se gausse dans la capitale, m'avait-il prévenu. Mais contrairement à ce que tu peux certainement en penser, l'ambiance est plutôt à la franche marguerite, le dîner roboratif et, si l'on a de la chance, la conversation émoustillante...

J'avais été servi. Il faut dire que mon confrère, personnalité haute en couleur, y avait mis du sien !

Lebrun était un de ces médecins généralistes qui avaient soigné tout le monde ou presque dans la petite ville. A l'hôpital le matin, où il assurait la visite des patients du service de médecine interne, chez lui l'après-midi, où il enchaînait des consultations innombrables, puis dans sa 2 CV ensuite, pour commencer ses visites à domicile. Il connaissait la plupart de ses patients depuis l'enfance, et pas seulement leur dossier médical. Il était cet archétype du médecin de famille qui n'hésitait pas à prendre parti dans les affaires intimes de chacun, qui se chargeait de bien des soucis étrangers à la médecine et qui n'hésitait pas à s'attabler le soir pour dîner, au détour d'une visite, chez ses propres patients. Rentré chez lui, à une heure tardive, il lisait son courrier et les revues médicales :

— Il faut bien que je me tienne au courant, les choses vont si vite ! me disait-il.

Certains affirmeront avec des trémolos dans la voix que le moule qui a servi à fabriquer ce genre de médecin a dû être cassé. Qu'il a été remplacé par une nouvelle génération, qui n'accepte plus cette astreinte permanente, qui ne se déplace plus et qui considère uniquement ses patients comme une clientèle.

C'est faux. Il y a toujours des médecins passionnés par le côté humain du métier et qui sont capables d'assurer cette fonction indispensable sans se changer en copieurs d'ordonnances. Mais prenons garde à bien les préserver.

En évitant de sélectionner les futurs docteurs dans les premières années de nos facultés uniquement sur des matières scientifiques, par exemple. Ou bien en ne privilégiant pas la rémunération des actes techniques au détriment de l'acte intellectuel. Cet acte intellectuel en médecine s'appelle la consultation, et il reste particulièrement mal rémunéré.

3

La dernière dissection d'André Vésale

Où une dissection de cadavre à la faculté de médecine m'oblige à me plonger dans l'histoire de la première description exacte de l'anatomie humaine. Où, sous la férule de mon prosecteur, je découvre Vésale qui devint professeur d'anatomie à vingt ans, imposa la dissection comme un acte fondamental de la médecine, rédigea un des « best-sellers » de la Renaissance et mourut à cinquante ans, condamné par l'Inquisition, à faire le grand pèlerinage d'où il ne revint pas !

Ma rencontre avec Vésale eut lieu alors que j'étais moi-même étudiant en deuxième année de médecine.

Au pavillon d'anatomie, nous étions quatre à partager la dissection d'un même cadavre. On m'avait attribué le membre inférieur droit d'une pauvre vieille femme, ratatinée par l'injection des produits conservateurs et que nous avions surnommée Sophie, sans doute parce que ce pauvre corps devait nous apprendre la sagesse. Tous les après-midi, nous étions censés ingurgiter les rudiments de l'anatomie humaine sous la houlette, pleine de morgue, du prosecteur[1], chef de notre pavillon. Les cadavres étaient rangés sur des tables de pierre noire, il y avait une vingtaine de tables par pavillon. J'abordais le triangle de Scarpa droit, classique voie de pénétration des plaies de l'artère fémorale sous le pli de l'aine. La région était d'abord dessinée au tableau noir ; les éléments coloriés selon un code précis : artères en rouge, veines en bleu, nerfs en jaune, muscles en brun, aponévroses en vert. Puis nous devions retrouver, sur le sujet, les organes qui, naturellement, n'étaient pas coloriés par la nature ! Couper un nerf enlevait deux points, sectionner par erreur une artère valait un zéro... éliminatoire !

L'anatomie était la bête noire des étudiants de deuxième année : mémoriser tous ces noms et réciter leurs rapports intimes était étouffant. Décrire, passe encore. Mais mémoriser ! Pourquoi le mot qui nommait sans expliquer apportait-il de l'efficacité dans la description et la mémorisation ? Il y avait là un rôle et pour tout dire une propriété du mot, dont les anatomistes se servaient à plaisir : le pressoir d'Hérophile, la veine de Galien, l'aqueduc de Sylvius, le tubercule de Lisfranc, la valvule mitrale (car elle ressemble à un chapeau d'évêque), l'artère honteuse (car elle se dirige vers le pénis !), le canal déférent (qui conduit la semence masculine), le réseau admirable (qui avait ébloui celui qui l'avait découvert !)... Et quand ils ne trouvaient pas une propriété, son nom ou celui d'un illustre collègue à mettre sur une structure, ils choisissaient de la nommer par l'absence de nom : ainsi « le tronc veineux innominé » désignait la grosse veine qui barre la partie supérieure du thorax.

— L'anatomie, science des ânes !

Tous les intellectuels de la médecine ne rêvaient que de

1. Le prosecteur (du latin *prosecare* : couper) est un assistant universitaire chargé de la préparation des dissections en vue de l'enseignement de l'anatomie. Ce temps de prosectorat est souvent nécessaire à la préparation du professorat d'anatomie.

comprendre le fonctionnement des organes ou les mécaniques intimes de la biologie moléculaire, et l'anatomie les rebutait comme un vestige inutile du passé. Ils savaient pourtant que l'imagerie moderne (le scanner en particulier, qui venait d'être mis au point) nécessitait de sérieuses connaissances pour être interprétée correctement. D'autres seraient là pour voir à leur place... Les radiologues, par exemple. Seuls les futurs chirurgiens faisaient taire la commune répulsion devant le cadavre et jouaient à prendre du plaisir comme si déjà ils pouvaient opérer, en profitant sans retenue de cet avantage sur leurs camarades.

Une de mes condisciples justement, face à moi car elle avait tiré la dissection du Scarpa gauche de Sophie, venait de me supplier d'effectuer la dissection à sa place :

— Je ne peux pas toucher à cette vieille femme. Je t'en prie, sois sympa. Fais-moi ce truc. Je ferai ce que tu voudras...

J'acquiesçai discrètement (la proposition était alléchante), sans attirer l'attention du prosecteur, qui se baladait entre les tables à la recherche des étudiants en difficulté. Elle était très jolie, cette Françoise, petite brune aux cheveux courts, véritable vedette de notre amphi, elle irradiait vraiment la folliculine et traînait derrière elle une cour empressée. Je ne l'avais jamais intéressée jusqu'à présent, mais je devenais par le hasard de l'ordre alphabétique un voisin aussi indispensable qu'incontournable.

Je commençai donc à disséquer les deux côtés à la fois. Non sans difficulté. Surtout pour son côté, le côté gauche, car il fallait faire la gymnastique intellectuelle de la symétrie; toutes les démonstrations théoriques étant toujours effectuées à droite.

— Prends quand même les instruments en main, sinon on va se faire repérer, lui soufflai-je. Tiens, prends les écarteurs de Farabeuf, au moins tu m'aideras un peu!

Tous les soirs, le prosecteur passait, notait la dissection du jour et le stade d'avancement de la dissection. C'était un jeune chirurgien, d'allure sportive, sans doute assistant dans un des grands services de l'Assistance publique. On n'en savait pas plus sur lui, sinon une chose qui nous préoccupait tous : il avait la réputation bien établie d'être « une peau de vache » ! Après avoir marqué un temps d'arrêt devant les Scarpa de Sophie, il ne fit aucune remarque sur la symétrie parfaite de notre travail.

— Ce que je peux détester l'arrogance de ce type ! lâcha Françoise, après avoir franchi la porte du pavillon.

Les jours passaient. Nos blouses étaient imprégnées par cette odeur épouvantable de mort et de produits de conservation. Passer les gants avant chaque séance devenait un cauchemar. Pourtant, artère et veine fémorales étaient sur lacs[1], le nerf saphène interne n'était pas coupé, le crural avait bonne mine dans la majesté de son efflorescence et le muscle couturier était récliné[2] comme sur le dessin du tableau.

A l'heure de la note définitive, le prosecteur se dirigea vers notre table avec un sourire ironique...

— Bon, les deux, là... C'est à vous !

On n'en menait pas large avec Françoise, ma collègue, car il avait noté férocement nos camarades, et nombre d'entre eux savaient déjà qu'ils devraient recommencer l'année prochaine. Ceux qui avaient partagé notre table en travaillant sur les creux axillaires de Sophie, assez brillants d'habitude, venaient de se prendre des notes minables avec des commentaires assassins.

— Vous n'imaginez pas un seul instant que je n'ai pas remarqué votre petit jeu. On ne peut pas dire que vous ayez réalisé ce que l'on appelle un travail personnel. Dans votre couple, il y avait le chirurgien et son aide. Ça va, mademoi-

1. Un lac est un lacet en tissu ou en matière plastique, avec lequel on fait le tour des artères, des veines et des nerfs pour les repérer ou les manipuler – on « met une artère sur lacs ».

2. Récliner : terme chirurgical signifiant mettre un organe en position arrière et sur le côté.

selle, pour le Farabeuf !... J'ai bien envie de vous mettre zéro à tous les deux...

J'étais résigné. Cela m'apprendrait à vouloir faire le chevalier servant et à être trop sensible au charme féminin.

— Pourtant c'est dommage, car vous avez fait la meilleure dissection. On dirait un écorché du livre de Vésale.

Françoise, magnifique dans un rôle sur mesure de femme-enfant, eut alors un éclair de génie. Avec toute l'ingénuité dont elle était capable, elle demanda :

— Mais monsieur, qui est Vésale ? J'ai travaillé sur le Rouvière, le Brizon et Castaing, et même le Testut, mais le Vésale, je ne connais pas. C'est qui, Vésale ?

Le prosecteur se tourna vers elle, un peu étonné, s'assurant qu'elle ne se moquait pas de lui. Françoise, sans effort, gardait l'air d'une parfaite cruche. Je ne valais pas mieux dans le genre nature morte. Puis, en souriant, il nous fit signe de le suivre dans son petit bureau, adjacent à la salle de dissection, et nous fit asseoir. Françoise venait de faire vibrer une corde sensible :

— Jeunes ignorants, je vais vous raconter qui était Vésale...

*

— Vésale, c'est le type même de l'homme de la Renaissance, de l'homme du XVIe siècle, d'un de ces hommes qui allaient remettre en question les idées reçues de leur temps, par l'originalité et l'expérience. Et, pour lui, l'expérience, c'était ce que vous venez modestement de faire : c'est-à-dire disséquer des cadavres, pour voir, pour enfin voir, ce que tous répétaient uniquement après l'avoir lu dans les livres. Mais pour disséquer dans les années 1530, du côté de Bruxelles, il fallait du courage, beaucoup de courage...

— Parce que les gens étaient trop sensibles..., tenta Françoise, restant dans son emploi de mijaurée effarouchée.

— Non, parce que c'était interdit et parce que l'Inquisition veillait. Le risque était sérieux. On risquait d'être condamné à mort et brûlé comme hérétique. L'Eglise, depuis longtemps, avait fait savoir que tout ce qui touchait au sang et au corps de l'homme était abominable, et elle avait interdit aux médecins de s'occuper de la chirurgie et *a fortiori* de découvrir l'intérieur des corps humains, qu'ils soient vivants ou morts. Le petit André, André Van Wesel[1], vivait à Louvain chez son père, qui était l'apothicaire de Marguerite d'Autriche et dont la maison familiale était située près du gibet ! Alors, des cadavres, il en avait toujours vu, le petit André. Et en fait de sensibilité, son attention avait tout de suite été portée sur l'agencement des muscles, des viscères et des os, car il contemplait chaque jour les pendus débarrassés progressivement de leur substance par les corbeaux !

— Mais c'est horrible, fit Françoise en se cachant la figure dans les mains. Pauvre gosse !

— Horrible, si l'on veut, reprit le prosecteur. En fait, André ne sembla pas tellement en être traumatisé. A dix-huit ans, en effet, il demanda même à son père s'il pouvait se rendre à Paris pour étudier la médecine. Il resta trois ans à la Sorbonne, dans le Quartier latin du Paris de François Ier. Mais, hasard de la vie, il trouva logement rue de la Grange-aux-Belles, à côté du gibet de Montfaucon. Il y a, comme ça, des gens qui sont prédestinés...

» Les études le déçurent. On commentait surtout les textes des Anciens, Aristote et Galien. On dissertait sur l'équilibre des humeurs pendant des heures. Si bien que Vésale déserta rapidement la rue Saint-Jacques, pour aller négocier avec les fossoyeurs de Montfaucon des pièces de cadavres, qu'il commença à disséquer en cachette. Il collec-

1. Comme c'était la coutume, Van Wesel francisa son nom lorsqu'il vint à Paris en André Vésale. Mais il est surtout connu sous son nom latin d'Andreas Vesalius, utilisé dans l'université, qui ne s'exprimait qu'en latin.

tionna rapidement des fragments de squelette et constata, livres en main, combien d'erreurs étaient accumulées dans les traités et autres précis. En fait, il suffisait de voir pour savoir. Et Vésale se fit rapidement une réputation d'expert en anatomie, parmi ses condisciples.

» La faculté, quant à elle, n'organisait que deux dissections par an, seulement l'hiver, et qui ne pouvaient durer que trois jours, car on ne savait pas conserver les corps. On avait perdu les recettes des grands embaumeurs de l'Egypte ancienne. En général, la démonstration était confiée à un barbier ignare qui suivait en direct la lecture des œuvres de Galien. Il devait retrouver avec ses mains nues et sa lancette les organes que le lecteur annonçait, pour les montrer aux spectateurs, sous le regard, en général indifférent, du professeur.

Le prosecteur s'interrompit un instant :

— Vous voyez combien les choses ont changé ! Et comme ces barbiers, qu'on appelait déjà les prosecteurs, n'y connaissaient rien, cette dissection se terminait rapidement en boucherie, devant les étudiants rigolards et le bon peuple qui se plaisait à s'émouvoir au spectacle des horreurs[1] !

Françoise entra dans le jeu et ajouta en minaudant :

— Maintenant, on a de la chance. Les prosecteurs sont savants et cultivés...

Sans relever, il continua, un sourire en coin :

— Mais ce jour-là, le barbier d'astreinte était tombé malade et l'on allait devoir reporter la dissection. Les étudiants étaient nombreux et refusaient que l'on repoussât une démonstration déjà trop rare. Sylvius, leur professeur, ne tenait pas à prendre la lancette. Alors un murmure s'éleva dans l'amphi, repris bientôt par tous : « Vésale, Vésale, Vésale ! » Le professeur Sylvius, soulagé de trouver une solution à son problème, lui demanda : « Mon ami, vous êtes plé-

1. Toutes les dissections avaient lieu en public dans un amphithéâtre.

biscité par vos camarades. Montrez-nous que vous êtes digne de cette confiance. » Vésale commença la dissection, sans être ému d'aucune façon.

— C'est incroyable ! reprit Françoise.

— Ce qu'il y a de plus incroyable, c'est que Sylvius n'avait jamais vu quelqu'un disséquer avec autant de maîtrise et d'adresse, jamais assisté à une démonstration aussi précise et aussi intelligente, et que lui-même se surprit à découvrir ainsi des éléments qu'il n'avait encore jamais compris... A vingt ans, Vésale se taillait une réputation de maître en anatomie, et les dissections de la faculté de médecine de Paris allaient dorénavant lui être confiées. Sur les bancs, ce jour-là, un de ses condisciples de la faculté de Montpellier, de passage à la Sorbonne, fut très impressionné. « Je n'ai jamais rien vu de tel, c'est quelqu'un comme toi qui nous montre la voie, crois bien que je n'oublierai jamais ! » André était confus. Il sourit à l'homme qui se tenait devant lui. « Merci à toi, comment t'appelles-tu ? » Redressant sa fière carcasse, il lui répondit : « Servet, je m'appelle Michel Servet et je suis espagnol. » Les deux hommes se serrèrent longuement la main, devinant que leurs destins auraient à se croiser encore, dans cette nouvelle Europe du savoir qui allait se faire grâce à eux.

— Servet, celui qui fut brûlé par Calvin ? demandai-je.

Le prosecteur sembla agacé par mon intervention, qui ne visait qu'à lui faire remarquer qu'on était ignares, certes, mais pas totalement.

— Toi, le bon élève, ne déflore pas mon histoire ! Mais tu as raison, il fut brûlé vif par Calvin comme hérétique et ses livres furent brûlés aussi. Quand je vous disais, tout à l'heure, qu'être anatomiste en ces temps-là comportait certains risques...

— Tu parles d'un risque ! enchaîna Françoise. Mais revenons à Vésale. Il devint donc professeur d'anatomie à Paris à l'âge de vingt ans ?

— Cela aurait pu se faire. Mais la politique en décida autrement, reprit le prosecteur. En effet, la guerre venait de se rallumer entre la France de François Ier et l'Espagne de Charles Quint. En tant que Flamand, Vésale appartenait au Saint Empire, donc à la famille des Habsbourg. Il dut rentrer rapidement à Louvain[1] et en profita pour soutenir sa thèse de doctorat. Il devenait donc médecin, mais toutes ses aspirations l'orientaient plutôt vers la chirurgie et surtout l'anatomie, ce qui était tout à fait contraire aux habitudes du temps...

— Et pourquoi donc ? voulus-je savoir.

— Parce que, comme je vous l'ai dit, la chirurgie était réprouvée et interdite par l'Eglise, et confiée seulement aux barbiers. Jamais un vrai médecin, qui savait parler latin et connaissait les Anciens, ne se serait abaissé à trancher de la chair humaine. Mais la question ne se posait pas. Vésale était avide de science et, son diplôme en poche, il n'avait plus qu'un désir : se rendre là où les choses se passaient vraiment, là où l'esprit de ce temps soufflait : en Italie, et plus particulièrement à Padoue. Il y restera dix ans.

— C'est fou ce qu'ils voyageaient tous ces gens ! reprit Françoise.

— Ils étaient toujours par monts et par vaux, veux-tu dire. Ils voyageaient énormément, et pourtant les voyages n'étaient pas sans dangers, tant le nombre de brigands, voleurs de tout poil, déserteurs en rapine et autres détrousseurs tentaient de survivre en assaillant les voyageurs dans les forêts des grands parcours.

» A peine arrivé à Padoue, André Vésale subit les épreuves pour devenir professeur d'anatomie. Sa réputation l'avait déjà précédé, mais quand même. On voulait vérifier

1. Cette guerre entre la France de François Ier et le Saint Empire romain germanique de Charles Quint est déclenchée pour la possession de la Savoie et de Turin. Vésale devra même servir un court moment dans l'armée impériale.

ce qu'il avait dans le ventre. Et il en avait dans le ventre : il devint professeur d'anatomie et de chirurgie, succédant à Colombo[1]. Il n'avait que vingt et un ans ! Dans l'énumération de ses fonctions, il était clairement stipulé qu'il devait réaliser plusieurs dissections publiques par an. C'était insuffisant. Vésale savait l'énergie qu'il avait en lui, il lui fallait maintenant de quoi travailler. Il lui fallait des cadavres, et encore des cadavres...

*

La nuit est tombée sur le pavillon d'anatomie. Dans l'obscurité, on devine nos sujets sur leurs tables de dissection. Les appariteurs ont nettoyé au jet le sol souillé des détritus de toutes sortes et ont fermé les portes. Un silence sépulcral s'est installé. Nous sommes collés aux paroles du prosecteur. Il a tout oublié, l'heure, le lieu, les deux étudiants qui sont devant lui. Il arpente les rues de Padoue avec Vésale. Il est Vésale...

Vésale a commencé ses démonstrations ; c'est un énorme succès. Les étudiants s'y pressent, le public les transforme en phénomène de mode. Même les belles femmes aux yeux approfondis par l'atropine viennent pour s'y montrer[2]. Il obtient du podestat de Padoue un approvisionnement régulier en corps. Non seulement les cadavres des suppliciés lui sont réservés mais les dates d'exécution elles-mêmes s'inscrivent dans le déroulement de son travail, tout particuliè-

1. Il succède en fait à Paolo Colombo, père de Realdo Colombo, qui allait s'illustrer en décrivant la petite circulation sanguine et qui fut lui aussi dans les années suivantes titulaire de cette même chaire.

2. Des feuilles de belladone (*Atropina belladonna*) on extrait l'atropine, dont une des propriétés est d'entraîner une mydriase (c'est-à-dire l'élargissement de la pupille). Les yeux ainsi traités donnent une impression de profondeur et un léger strabisme (une coquetterie dans l'œil !), qui plaisait beaucoup à l'époque, d'où le nom de *bella donna* (belle femme) qui fut donné à la plante. A forte dose, l'atropine est un poison. Etre belle a toujours comporté des risques !

rement en hiver. Lieu béni que Padoue, protégé par la toute-puissante Sérénissime Principauté – où même l'Inquisition ne peut guère légiférer –, attirant tous les esprits déliés du temps qui se protègent ainsi des rigueurs cléricales ! Vésale a trouvé le lieu de son épanouissement. Car au fond de lui il porte un grand œuvre, de ceux qu'on mûrit comme un alchimiste. Il porte un livre considérable... Ce sera le *De humani corporis fabrica*[1].

L'idée majeure de Vésale est que l'anatomie doit être vue autant que décrite. Fini, les dessins allégoriques, accompagnés par les signes du zodiaque et les interprétations sans fondement. On ne peut pas tricher avec un dessin, effectué directement en salle de dissection. Pour cela, il faut un artiste qui dessine selon le modèle, sans interpréter. Il en connaît un, son ami, son compatriote, Jean Van Calcar, qui a étudié dans l'atelier du Titien. Une patte ! Il discute avec lui.

— On va faire le premier grand traité d'anatomie depuis Galien. Mais quelque chose de totalement nouveau, car les planches que tu vas faire seront exactes, effectuées d'après mes dissections. Je serai avec toi pour réaliser tout cela. Pour le frontispice, tu feras...

— Non, répondit Calcar, on va demander au grand Véronèse lui-même. Je l'ai encore vu à Venise il y a quelques jours. C'est un maître. Il nous fera la couverture. Je te présenterai. Je suis sûr que tu vas lui plaire.

— Parfait, répondit André. Je dirai aussi dans mon introduction ce que je pense de l'enseignement actuel et du mépris qu'ont les médecins envers l'anatomie. Tiens, lis ce que j'ai préparé. Ça va saigner !

Et Jean Van Calcar lut avec des yeux ronds la prose d'André :

---

1. Aussi nommé, dans les pages qui suivent, *Fabrica*.

Comme les médecins jugeaient que seul le traitement des affections internes était de leur ressort et qu'ils pensaient que la connaissance des viscères leur suffisait amplement, ils négligèrent, comme si elle ne les regardait pas, la structure des os, des muscles, des nerfs, des veines et des artères qui irriguent les os et les muscles. Ajoutez à cela que l'abandon aux barbiers de l'anatomie fit non seulement perdre aux médecins toute connaissance réelle des viscères, mais aussi toute habileté dans la dissection, à tel point qu'ils ne s'y livrèrent plus. Ainsi, les médecins à la façon des geais, parlant de choses qu'ils n'ont jamais abordées de près, mais qu'ils ont prises dans les livres et confiées à leur mémoire, sans jamais regarder les objets décrits, plastronnent, juchés sur leur chaire, et y vont de leur couplet. Quant aux barbiers, ils sont tellement ignorants des langues qu'ils ne peuvent fournir aux spectateurs des explications sur les pièces disséquées ; il leur arrive aussi de lacérer les organes que le médecin leur ordonne de montrer. Celui-ci, qui n'a jamais mis la main à une dissection, se contente de son commentaire. Ainsi, tout est enseigné de travers ; les journées passent à des questions ridicules et, dans tout ce tumulte, on présente aux assistants moins de choses qu'un boucher, à l'abattoir, ne pourrait en montrer à un médecin, et je ne parle pas des Ecoles où l'idée de disséquer l'organisme humain n'est guère venue à l'esprit : voilà à quel point l'antique médecine a vu, depuis d'assez nombreuses années déjà, ternir son ancien éclat[1].

— Tu vas vraiment publier ça ? demanda Jean, effaré par le texte de son ami.

— Oui, je vais le faire. Et dans le livre nous allons démontrer au moins deux cents erreurs de Galien...

Tout en composant la *Fabrica*, André et Jean ont une idée géniale, qui va révolutionner l'enseignement de l'anatomie.

---

1. Préface du *De humani corporis fabrica*, en sept volumes. La première édition est publiée à Bâle en 1543, chez Johannes Oporinus, éditeur totalement fanatique du projet.

C'est l'*Epitome*, livre destiné aux étudiants en médecine et dont le concept n'a rien à envier à nos enseignements illustrés les plus modernes. Qu'on en juge : les planches d'anatomie se composent de deux feuillets ; sur l'un, le dessin des organes qui est fait pour être découpé, sur l'autre, un écorché, où l'on doit les coller pour réaliser des maquettes en trois dimensions.

Avec cela un texte très court du genre : l'« anatomie pour les nuls », et pas en latin, en allemand ! C'est une provocation pour le monde universitaire. Mais un succès immense. Vésale est passé du statut de prosecteur surdoué à celui de « star ». Le monde entier parle de lui. Il est adulé, invité et abondamment copié.

— On nous plagie, donc on nous honore, répète-t-il à Calcar, qui semble parfois dépité par des éditions qu'il découvre en Angleterre, en France, en Suisse, en Espagne et même dans leur pays, en Flandres.

Bien sûr, le grand Leonardo avait lui aussi compris, quelques années plus tôt, l'importance de l'image pour exposer l'anatomie. Mais curieusement, dans ce domaine, Léonard de Vinci se comporte plus en artiste, en simple observateur (certes génial !) du réel qu'en véritable scientifique, pour une simple et bonne raison : il ne nomme pas. Nommer, c'est abstraire. Nommer, c'est mémoriser. Vésale, lui, le sait. Il n'y a pas d'anatomie moderne sans ce subtil et fécond mariage de l'image qui révèle et du mot tout-puissant qui définit.

Cela n'empêche pas Calcar de s'inspirer largement des planches ostéologiques de Leonardo. Calcar a le don d'imiter.

Calcar et Vésale publient même des planches d'anatomie sur feuillets séparés pour vulgariser leur enseignement. Cela leur vaudra les foudres de l'ancien maître d'André, Sylvius, qui ne peut accepter que l'on galvaude ainsi une science qui ne doit être réservée qu'aux docteurs ou futurs docteurs. Rien pour le vulgaire ! Il exige une rétractation publique des critiques envers Galien et appelle son ancien élève chéri, celui à qui il avait confié la responsabilité des dissections à Paris, André « Vaesanus », c'est-à-dire André le fou furieux. Il est vraisemblable que Vésale en ait été affecté.

Peu importe, la place qu'il vise est bien celle de « Magister ». Il a compris que la science qui ne se transmet pas ne peut que rester stérile. Il sera celui qui va fixer la réalité de l'homme pour les siècles !

Si le succès lui en laisse le temps...

En effet, rapidement, André devient le médecin personnel de Charles Quint, l'homme le plus puissant de son temps, l'homme dont l'empire est si vaste qu'il reste toujours éclairé par le soleil ! Soyons clair, il l'a bien voulu. On peut même dire qu'il l'a recherché. Il renoue avec la tradition de sa famille, médecin ou apothicaire des rois ! Mais voilà, il doit accompagner son impérial patient dans toutes ses résidences, dans toutes ses campagnes... C'est un autre métier : il n'est plus un chercheur, il devient un chirurgien de cour. On l'appelle partout en consultation, même Ambroise Paré souhaite son conseil lorsque le roi Henri II de France reçoit un coup de lance dans l'œil au cours d'un tournoi[1].

Quand Charles Quint abdique, il nomme Vésale comte palatin, au service de son fils Philippe II d'Espagne, ce qui lui permet de jouir d'une position plus que brillante à la cour de Madrid.

Vésale, sans l'avoir osé dire, sait qu'il porte en lui un péché mortel ; péché mortel pour le chercheur qu'il est toujours au fond de lui. Malgré ses airs de justicier, d'incorruptible, de bravache de la science, il n'est pas allé aussi loin qu'il le devait. Il a été sensible aux critiques et aux jaloux : dans la première édition de la *Fabrica*, il a cédé quelques points aux galénistes, il n'a pas eu le courage d'aller au bout

---

1. Ambroise Paré parle de cet épisode et de son contact avec « le chirurgien de l'empereur » (28e *Livre, traictant des rapports et du moyen d'embaumer les corps morts*. Chapitre II : « Apologie et Traicté contenant les voyages faicts en divers lieux. »).

de ses réfutations de Galien... Maintenant, sa position est suffisamment forte. Il peut prendre le risque. La *Fabrica*, c'est son œuvre. Il n'écrit pas pour les médiocres de son temps. Il sait qu'il écrit pour l'Histoire...

Ce sera la deuxième édition de la *Fabrica*, celle de 1555. Alors là, il se lâche totalement :

Non, le septum du cœur ne peut pas être traversé par du sang qui passerait d'un ventricule à l'autre !

Oui, Ibn Nafis[1] avait raison, il existe une petite circulation vers les poumons !

Non, l'utérus de la femme n'est pas bifide comme celui des animaux !

Tant pis pour les réactions et les coteries des uns ou des autres. Il est au-dessus de toute attaque.

Du moins, le croit-il...

*

Les heures passaient. Il fallait finir cette histoire. Grand seigneur, le prosecteur nous avait invités à dîner chez Lipp, à deux pas de la faculté de médecine de la rue des Saints-Pères. Françoise buvait ses paroles, en avalant un steak tartare arrosé d'un brouilly fruité. Elle voyait manifestement l'anatomie sous un jour nouveau :

— Que lui est-il arrivé, à ce pauvre Vésale ?

— Une triste histoire, si elle est exacte. Certains historiens modernes la discutent, reprit le prosecteur. Vésale avait été appelé en consultation auprès d'une aristocrate de la société madrilène. Avant qu'il puisse la traiter ou même établir un diagnostic, elle mourut subitement. Vésale voulut comprendre... comme toujours. Et le lendemain du décès il

1. Ibn Nafis, médecin au Caire, décrivit la petite circulation en 1242. Ces travaux en arabe furent longtemps ignorés. Andrea Alpago de Belluno, qui avait été médecin du consulat de Venise à Damas, traduisit pourtant un de ses ouvrages en 1527. Il fut ainsi possible à Servet, Colombo, Vésale et Harvey de lire cet ouvrage, bien qu'aucun n'y fît référence.

organisa une autopsie avec l'accord de la famille. Il ouvrit le corps de sa malheureuse patiente en présence des autres médecins et des proches de la patiente. Il ne pouvait savoir que c'était sa dernière dissection. On ne sait pas non plus si cela permit un diagnostic précis. Mais brutalement, il fut pris à partie par le frère de la malade qui avait cru voir le cœur bouger à plusieurs reprises. Et voilà Vésale accusé d'avoir anatomisé une vivante !

— Mais ce n'est pas possible !

— Non, vraisemblablement pas. S'agissait-il d'un piège ou de circonstances fortuites... En tout cas, Vésale fut cette fois traduit devant le tribunal de l'Inquisition. Depuis le temps qu'ils en rêvaient !

— Et il fut condamné ? s'inquiéta Françoise.

— Oui, il fut carrément condamné à mort. Et même à être brûlé vif. On ne plaisantait pas avec les diaboliques ! Les chefs d'accusation reprennent en vrac tout ce que l'Eglise pouvait lui reprocher : d'avoir disséqué un être humain vivant bien entendu, mais aussi d'avoir écrit que la femme possédait le même nombre de dents que l'homme, d'avoir donné tort à Galien, d'avoir dénigré les médecins dans la préface de la *Fabrica*... Mort au Flamand ! Un festival !

— Mais que fit l'empereur, qui jusqu'alors l'avait protégé ?

— Philippe II s'interposa, en effet. Il put commuer la peine. Cependant, une pénitence à la hauteur d'une telle faute s'imposait pour tous, et l'empereur, lui-même, ne put lui éviter, au risque de s'opposer de front à l'Eglise toute-puissante, d'effectuer le grand pèlerinage.

— Qu'est-ce que c'est que le grand pèlerinage ? demandai-je à mon tour.

— Partir céans pour Jérusalem sur les lieux où le Christ avait souffert pour la rémission de nos péchés. C'était une véritable expédition, dont les dangers étaient réels. Vésale en était bien conscient, mais il dut obtempérer, laissant sa famille et tous ses biens. Le voyage pour s'y rendre ne se passa pas trop mal. Il avait rejoint la flotte de Venise commandée par Malatesta, qui prit la route de Chypre, et il fut débarqué en Terre sainte sans encombre.

» A peine arrivé à Jérusalem, il reçut un message du Sénat de Venise qui lui demandait d'accepter à nouveau le poste de professeur d'anatomie de Padoue, devenu vacant à la suite de la mort brutale de Gabriel Fallope.

» Fallope était mort, c'était son élève ! Quand Gabriel parlait de lui, il le traitait toujours, à la fois respectueux et ironique, de « pape de la médecine ».

» Gabriel, si brillant, si jeune...

» Il avait fait le pèlerinage imposé, même si ses dévotions avaient été courtes. Maintenant, il lui fallait rentrer au plus vite ! C'était pour Vésale un moyen de renouer avec ce qui le passionnait vraiment, c'est-à-dire l'enseignement et la recherche, mais aussi de retrouver un monde civilisé, retrouver l'Italie, mère de tous les génies, loin des intrigues de la cour de Madrid, pour lesquelles il n'était manifestement pas doué.

» Il embarqua sur le premier bateau disponible, un bateau de pèlerins dont l'équipage était mal préparé à ce genre de traversée. Le voyage de retour fut un cauchemar. Des vents contraires en mer Ionienne, une tempête qui se leva brutalement. Une traversée houleuse qui s'éternisait. Une nourriture avariée et insuffisante. Ses gencives se mirent à saigner, il s'aperçut, comme d'autres passagers, qu'il était frappé par le scorbut. Puis la fièvre le prit et persista plusieurs jours, ayant raison de ses dernières forces, c'était le typhus. Son corps se vidait. Le capitaine du navire ne faisait pas de sentiment : il le débarqua, moribond, tout grand chirurgien qu'il était, sur la grève de l'île de Zante, au large du Péloponnèse, et poursuivit son chaotique périple !

» Vésale mourut d'épuisement après une agonie de plusieurs jours, quelque part sur cette île sauvage du bout du monde, sans avoir été secouru. On raconte qu'il aurait été enterré dans une petite église, démolie depuis. Mais, en fait, on ne sait plus rien de lui, plus rien du grand Vésale...

» L'Inquisition avait gagné !

*

Françoise et moi étions sous le choc.

La dissection qu'on avait réalisée ces derniers jours avait pris une autre dimension... Nous quittâmes le prosecteur après avoir balbutié les congratulations d'usage.

Peu importe la note qu'il allait nous mettre.

Je n'avais plus qu'un but. Voir, consulter le grand livre de Vésale. Découvrir les planches de Calcar. Toucher le premier grand livre d'anatomie de l'histoire. Ce fut une autre aventure ! On ne s'approche pas d'un tel livre sans montrer patte blanche.

Je ne revis plus le prosecteur. En fait, si, une fois. L'année suivante. Quand il épousa Françoise à Notre-Dame de Paris...

Honneur aux barbiers !

Il est bien difficile d'imaginer aujourd'hui que la chirurgie était autrefois un travail dévolu aux barbiers. En fait cela n'a rien d'étonnant pour plusieurs raisons :

Quitte à utiliser une lame, autant savoir s'en servir ! Au Moyen Age, les barbiers étaient les seuls à posséder des lames vraiment coupantes, dont ils entretenaient le fil avec soin, car ces « lancettes » étaient l'âme même de leur pratique sur poils et barbes. Il s'agissait de petites lames très bien aiguisées, protégées par deux joues de bois dans lesquelles elles coulissaient : un ancêtre de nos « coupe-choux », en quelque sorte ! Dans leurs échoppes à l'enseigne du plat à barbe se pressaient ainsi ceux dont il fallait couper barbes et cheveux. Et puis aussi, tout naturellement, ceux qui avaient besoin d'une bonne petite saignée au pli du coude, ordonnée par le médecin, bien faite, avec un instrument très tranchant ! Il y avait encore ceux qui avaient besoin qu'on leur incise un abcès devenu douloureux et ceux qui avaient une dent à arracher (qui tient couteau peut tenir tenaille !), etc. L'ordre dans lequel tout cela était fait ne tenait peut-être pas complètement compte des données modernes de l'hygiène, mais le résultat était finalement « globalement satisfaisant ». En fait, dans ces échoppes de barbier, on y parlait beaucoup, on se tenait informé des histoires de la ville, on étalait aussi ses misères ! Rien que de très semblable à nos modernes salons de coiffure...

Deuxième raison : le nombre d'interventions chirurgicales réalisables était très faible, si bien que les médecins pouvaient parfaitement les sous-traiter sans apparaître pour autant des incapables. L'acte le plus fréquemment pratiqué, nous l'avons vu, était la fameuse saignée, issue des théories d'Hippocrate et de Galien sur l'équilibre des humeurs. L'incision et le drainage des abcès de toutes sortes étaient courants. Quant au traitement des hernies, la pratique de la lithotomie[1] et quelques autres actes bien rares en réalité, la recette s'en transmettait souvent de père en fils ou de maître à élève. Fractures, luxations ou entorses étaient du domaine du rebouteux. Mais déjà conscients de leur art, certains barbiers s'affichaient également compétents dans ces problèmes orthopédiques.

Enfin et surtout, les médecins, qui étaient le plus souvent des clercs, avaient reçu l'interdiction formelle par le concile de Tours d'effectuer tout acte de chirurgie. « L'Eglise réprouve le sang ! » Telle avait été la formule. Les médecins donc péroraient en latin en répétant les enseignements des

1. La lithotomie consiste à enlever les calculs de la vessie.

Anciens et laissaient aux barbiers incultes (qui évidemment ne connaissaient même pas la première déclinaison !) et industrieux le soin de trancher dans le vif !

Je suis le descendant de ces barbiers. Il faut assumer ses origines.

Dans le bloc opératoire rutilant neuf de l'hôpital Georges-Pompidou, rempli d'appareils sophistiqués, dont l'air est conditionné et aseptisé, un malade qui doit subir une chirurgie du cœur vient d'être conduit sur un plateau de transfert vers la table d'opération. L'anesthésiste a mis en place ses voies d'abord[1], endormi le patient et intubé la trachée pour assurer la respiration artificielle. Par habitude, j'examine le thorax, la zone qui doit être incisée. Le rasage préopératoire n'a pas été complet et il reste des poils sur la peau.

L'occasion est trop belle. J'appelle l'interne :

— Ce patient n'a pas été rasé correctement. C'est le moment de vous souvenir du temps où vous étiez barbier et de reprendre le rasage avant de badigeonner...

Il me regarde sans rien oser dire, mais je sais qu'il pense : « Qu'est-ce qu'il me raconte le patron avec ses barbiers ! Je n'ai tout de même pas fait douze ans d'études pour raser un patient ! »

J'attends qu'il s'exécute. La panseuse lui tend immédiatement un petit rasoir mécanique, tout prêt dans un des tiroirs de la salle d'opération, tant la situation est fréquente.

— Vous savez qu'il n'y a pas si longtemps que nous ne sommes plus des barbiers.

— Combien de temps ? me demande-t-il, un peu étonné.

— A peine trois cents ans. A la suite d'une histoire de fesses... de fesses royales, bien entendu. Je vous raconterai quand nous aurons fini notre opération.

1. « Mettre en place ses voies d'abord » consiste pour le médecin anesthésiste à piquer plusieurs cathéters veineux, dont un central (qui va dans le cœur) et un artériel (pour connaître la pression artérielle exacte) avant le début de l'intervention chirurgicale, afin d'être en mesure d'agir de façon efficace au moindre problème.

4

Le cul du roi
ou la naissance de la chirurgie

Où le monde croit le Roi-Soleil mourant car il souffre d'un mal du fondement. Où les médecins, impuissants à le guérir, sont contraints de laisser place à Félix le bien nommé, barbier de son état. Où Félix guérit le roi grâce à une opération qu'on nomme toujours aujourd'hui « la royale » et lui demande comme récompense d'instituer la chirurgie en métier...

Février 1686.

Le roi de France chassait dans la garenne du Peq[1]. Suivant la meute au plus près, il avait distancé le reste de la chasse. Il s'arrêta un instant. Il était en nage, bien que l'air de ce petit matin de février fût glacial. Comme habituellement en cette saison, la Seine était complètement gelée. Louis ressentait un échauffement dans le gras de la fesse, qui le gênait depuis le début de la chevauchée. Il se massa un peu à travers ses chausses. Déjà le reste de la troupe des chasseurs arrivait à son niveau.

— Tout va bien, Sire ? demanda le maître piqueux.

Sans répondre, le roi se dressa sur ses étriers et, pointant du doigt la direction des chiens, il piqua des deux en criant :

— Sus, sus au goupil !

1. Aujourd'hui, Le Pecq.

Si Louis XIV plaçait une passion au-dessus de toute autre, c'était bien celle de la chasse. Certes, les affaires de l'Etat primaient sur les loisirs et les délassements. Certes, parmi les plaisirs, les femmes avaient toujours tenu une large place dans le passé, mais aujourd'hui Mme de Maintenon avait su canaliser ses ardeurs... La chasse restait donc ce qui l'attirait le plus. Ces longues chevauchées dans le sous-bois pour forcer un cerf ou un renard. Ne pas perdre le contact des chiens. S'arrêter pour humer l'odeur de l'humus et écouter les aboiements de la meute. Forcer l'animal. Le roi avait l'impression de renouer avec son passé profond, ces chasseurs conquérants qui avaient bâti son empire. Ces chefs francs dépenaillés et hurlants qui avaient imposé leur volonté aux peuples conquis. Cette liberté qui les avait guidés. Cette soif de vaincre qui les avait conduits depuis leurs forêts de Germanie jusqu'aux plaines d'Ile-de-France...

Revenant aux réalités quotidiennes, le roi commençait de s'inquiéter de cette douleur du fondement. Pas bien méchante, au début. Puis de plus en plus vive. Il avait passé la main sous ses chausses et avait palpé une grosseur douloureuse dans le fessier.

Il avait dû trop frotter en selle et provoquer cet échauffement du siège, les dernières chevauchées avaient été longues, et puis il y avait eu la campagne de Flandres qui avait été harassante. Il en parlerait à d'Aquin et à Fagon. Ceux-ci allaient sans doute encore le purger pour éliminer les mauvaises humeurs de son corps. Il les entendait déjà :

— Ah ! Sire, trop de bonne chère, trop de rôts, de poulardes de Bresse, de gibiers faisandés, trop de vins capiteux, il faut vous restreindre pour éclaircir votre sang !

Ils parlaient à leur aise, ces médecins. Fagon surtout. Il n'avait que la peau sur les os. Il était bancal et torse, et n'aimait ni la chère, ni les femmes ; il préférait l'eau de

Châteldon aux vins de Bourgogne... Facile de conseiller quand on est dévot[1] !

Ce fut donc d'Aquin, premier médecin du roi, qui examina pour la première fois l'abcès fessier du roi. Voir son anus lui était coutumier, car le clystère était une de ses thérapies favorites. Il en travaillait avec passion la composition et savait mélanger les plantes aptes à en racler la paroi colique. Il fallait purger jusqu'au sang, afin d'extirper les humeurs pecchantes qui étaient les plus pernicieuses. Louis se laissait purger sans trop se plaindre. Ce qu'il détestait surtout, c'était la saignée. Là, quand d'Aquin exagérait, il pouvait se rebiffer !

Le roi Louis fut donc lavementé, et entre deux lavements, sermonné derechef.

— Sire, voilà la conséquence de votre nature trop généreuse. Vous mangez de façon trop abondante et parfois trop rapide (en fait d'Aquin n'osait pas dire au roi ce qu'il était vraiment, c'est-à-dire un glouton !). Votre goût pour les chevauchées vous traumatise le fessier... Et l'un dans l'autre, aboutit à cette tumeur et cette indisposition générale...

Aucun des médecins ne tança le roi sur son hygiène corporelle qui était pourtant déplorable. Louis était convaincu, comme bien d'autres en son temps, que se laver était mauvais pour la santé. Car amollir la peau avec de l'eau favori-

---

1. Bien que très critiqué du fait de son importance dans la hiérarchie des médecins de l'époque, Fagon fut un personnage considérable. Outre tenir à jour le livre de santé de son royal patient, il fut un excellent botaniste, qui participa à la mise en valeur du quinquina. Il décrivit également les effets nocifs de la nicotine quand d'autres comme Molière en vantaient les avantages (voir l'introduction de *Dom Juan* où Sganarelle s'étend sur l'art de pétuner...). Enfin dans le grand combat de la circulation du sang, il prit d'emblée parti pour Harvey contre l'avis de la faculté ! Saint-Simon l'appréciait : « Fagon, du fond de sa chambre et du cabinet du roi, voyait tout et savait tout. C'était un homme d'infiniment d'esprit et avec cela un bon et honnête homme... Une figure hideuse, un accoutrement singulier; asthmatique, bossu... Il était l'ennemi le plus implacable de ce qu'il appelait : charlatans... »

sait incontestablement la pénétration des maladies. Il ne se lavait donc jamais, seulement un peu d'eau sur le visage, le matin au lever. Cela comportait quelques inconvénients. Parmi ceux-ci, il savait bien lui-même qu'il dégageait une odeur forte, presque insupportable pour l'entourage, malgré les parfums dont on l'arrosait copieusement. Il avait donc pris l'habitude, dès qu'il entrait dans une pièce, d'ouvrir largement les fenêtres, au prétexte de mieux respirer, et ce, quelle que soit la température extérieure. Il provoquait ainsi les murmures des dames de la Cour qui se gelaient en sa présence, sans pourtant oser se plaindre. Son lit était le nid d'un abondant pucier, et les valets du matin contemplaient les insectes sauter sans vergogne sur les draps, sans les chasser pour autant puisque leur maître ne s'en plaignait pas. Quant à Mme de Maintenon, pourtant très réservée sur les choses du corps, elle avouait, quelques années après la mort du roi, que son royal amant sentait... franchement mauvais.

Dans les jours qui suivirent la chasse du Peq, le roi avait été contraint de s'aliter[1]. Et même de remettre un Conseil des ministres. Ce qui n'était pas coutumier. La fièvre était montée progressivement, type fièvre tierce, d'après les médecins. Quand dans la nuit, alors que le roi souffrait male mort, il sentit brutalement une douleur aiguë au niveau de sa tuméfaction, suivie par un écoulement chaud lui baignant les fesses. Et alors, une sensation merveilleuse de décontraction musculaire, de sédation générale et la disparition de cette tension épouvantable qui l'empêchait de dormir depuis plusieurs jours.

Il était guéri.

Le lendemain, d'Aquin appuya un peu sur l'abcès pour en faire sourdre le dernier pus malodorant. Il fit cela avec horreur, retenant sa respiration et réprimant ses haut-le-cœur,

1. A la date du 5 février 1686, le marquis Philippe de Dangeau note dans son *Journal de la cour de Louis XIV* : « Le roi se trouve assez incommodé d'une tumeur à la cuisse et garda le lit tout le jour ».

sans en avertir le premier chirurgien. Il pensait en fait bien fort que ce geste était indigne de lui et qu'à l'avenir, postérieur royal ou non, ce diable de Félix serait bien suffisant pour effectuer ces basses besognes. D'Aquin, comme tous les médecins de son temps, avait fait ses études à l'université (de Montpellier en l'occurrence), parlait latin, portait la robe longue et se considérait comme savant, car il possédait – entre autres – parfaitement son Aristote et son Galien. Il considérait avec mépris les chirurgiens ou barbiers-chirurgiens qu'il jugeait comme des ignares, juste bons à effectuer les saignées, quand les hommes de l'art comme lui l'estimaient nécessaire et quand, et seulement quand, ils en posaient l'indication !

Dès le lendemain, le roi reparut, élégant, jeune et fringant comme à l'ordinaire, et chacun pensa qu'il avait une fois de plus vaincu la maladie. Il dut même se rendre auprès des populaces pour faire les attouchements traditionnels qui guérissaient les écrouelles. Cette coutume remontait à Clovis, qui avait reçu de Dieu, sans doute pour compte de sa conversion, le don de guérir les scrofuleux. Il s'agissait en fait des orifices d'écoulement des ganglions tuberculeux du cou, témoins de la guérison de la maladie, mais objets de répulsion auprès du voisinage et qui pouvaient cicatriser moyennant imposition des mains du roi. Heureusement, en l'absence de surinfection, ces scrofules guérissaient spontanément, même en l'absence d'imposition des mains royales.

Ainsi vont les réputations !

Quelques semaines après cependant, tout sembla se reproduire point par point avec apparition d'une fièvre, quarte cette fois. Et le roi dut à nouveau s'aliter. D'Aquin, premier médecin du roi, s'entretint avec ses confrères, et en particulier avec Fagon, qui secrètement briguait son poste, pour définir la conduite à tenir. Ils n'étaient d'accord sur rien, sauf sur un point : le traitement ne devait pas être chirurgical !

*

Il est temps de comprendre ce qu'est réellement une fistule anale.

L'anus, comme chacun sait, est la toute dernière partie du tube digestif, il fait suite au côlon et au rectum. Il forme un canal, le canal anal, délimité par deux sphincters. L'un intérieur, l'autre extérieur. Tous deux sont des muscles qui permettent de retenir les selles ou, au contraire, de les expulser. Facile à comprendre maintenant, mais moins clairement expliqué au XVIIe siècle.

Or, il existe des petites glandes proches de l'anus qui peuvent s'infecter. Ce sont elles qui sont à l'origine de la fistule anale : l'infection de l'une de ces glandes anales formant une collection de pus, c'est-à-dire un abcès entre les deux sphincters. Cet abcès forme une grosseur très rouge, remplie de pus, très douloureuse, brûlante, entraînant parfois l'émission de sang dans les selles.

Ce pus va s'éliminer en formant un conduit entre l'anus et la peau alentour, où il s'ouvre, se draine et donne l'impression de guérir. Mais après ce drainage, quand la peau de la fesse se referme, l'abcès se reforme, jusqu'à ce qu'il ne puisse que se drainer à nouveau par la même voie, et ainsi de suite.

Il n'y a donc qu'une solution, elle est chirurgicale : c'est ouvrir tout cela, mettre à plat[1] et obliger la cicatrisation à se faire par le fond de la plaie fraîche ainsi réalisée. On imagine combien Louis XIV a dû être gêné par cette affection, d'autant plus que les traitements n'étaient pas franchement au point à l'époque, comme nous l'allons voir tout à l'heure...

*

Malgré leurs réticences, devant la récidive du mal et l'impuissance des onguents, les médecins durent se résoudre à

1. « Mettre à plat » signifie ouvrir largement un abcès pour en permettre le drainage ou une lésion pour faciliter son remplacement.

appeler les chirurgiens du roi en consultation, car l'abcès devenait à nouveau très douloureux et l'incision nécessaire. Félix, premier chirurgien, fut sommé par Antoine d'Aquin d'utiliser sa lancette pour ouvrir largement l'abcès et traiter ainsi la plaie en profondeur afin de permettre un meilleur drainage. Félix dut obéir car un chirurgien de son temps ne pouvait agir qu'après l'indication portée par les médecins diplômés de la faculté dont il dépendait totalement. Mais Félix, qui était un homme d'expérience, savait que ce traitement allait se révéler insuffisant.

Homme honnête et modeste, Charles-François Félix avait succédé à son père, le barbier-chirurgien qui avait remis en place la « dislocation entière du bras gauche » du roi[1], causée par une chute de cheval quelques années plus tôt. Loin de se comporter en « fils de patron », il avait fait de longues études dans les hospices de Paris et à l'armée, puis s'était soumis aux épreuves de tous les aspirants qui se présentaient devant les maîtres chirurgiens. Bien que premier chirurgien du roi, il donnait ses soins à tous et souvent gratuitement. Dans le petit monde de la Cour, il apparaissait comme populaire et surtout très écouté !

Et, dans le cas précis de la fistule du roi, il savait qu'il n'y aurait pas de salut si l'on ne réalisait pas cette « grande opération » qui permettait la mise à plat totale du trajet fistuleux. Mais cela nécessitait une taille longue et profonde effectuée à la lancette jusqu'à l'orifice anal de la fistule, en sectionnant le muscle sphincter externe de l'anus.

Les médecins du roi ne l'entendaient pas ainsi. Ils préféraient toujours tartiner le cul royal de pommades et d'onguents, et prescrire des pansements d'étoupe, accompagnés de saignées.

Ce fut donc ainsi qu'on procéda.

Les raisons pour lesquelles les médecins n'envisageaient

1. Sans doute une luxation antéro-interne de l'épaule.

pas le traitement chirurgical étaient multiples. Il était vrai que « l'opération cruciale », prônée par Félix, n'avait pas bonne réputation et que peu de praticiens en avaient réellement l'expérience. Mais ce qui les chagrinait avant tout aurait été de reconnaître qu'une affection ne pût se guérir que grâce aux soins d'un manouvrier : cela eût donné trop d'importance à ces « petits laquais » de barbiers-chirurgiens[1]... Il fallait donc tout tenter pour que le traitement fût médical. Fagon, qui croyait beaucoup en l'effet des eaux thermales, envoya quatre de ses patients qui souffraient du même mal boire les eaux sulfureuses de Barèges, pendant que quatre autres buvaient pendant trois mois les eaux salines de Bourbonne. Au grand dam des médecins, l'expérience ne se révéla pas concluante. D'Aquin essaya alors un nouvel onguent merveilleux contre les fistules inventé par un moine, onguent qui se montra également sans effet.

Pendant ce temps, Félix dut réaliser sept incisions successives pour drainer les abcès qui se reformaient, en sachant pertinemment qu'elles seraient insuffisantes. Un jour, en l'absence d'Antoine d'Aquin, alors que le roi lui demandait combien d'incisions seraient encore nécessaires pour le guérir, il ne put s'empêcher d'ouvrir son cœur :

— Sire, nous ne saurons vous guérir que si l'on ose effectuer l'opération « cruciale ».

Et il expliqua au roi et à Louvois, qui assistait aux soins, en quoi consistait l'opération. Louvois fut très partisan de cette solution, ce d'autant qu'on commençait à jaser dans Paris et dans toutes les cours d'Europe. Pour tout dire, certains faisaient courir le bruit que le roi était à l'article de la mort. Il fallait donc agir vite et de façon efficace. La poli-

1. Guy Patin, irascible doyen de la faculté de médecine de Paris, déclarait en 1672, parlant des chirurgiens : « Ce ne sont que des laquais bottés, une espèce d'extravagants petits maîtres portant moustaches et brandissant des rasoirs ! »

tique se mêlait du pronostic médical... Louis interrogea à nouveau Félix :

— Sire, je sais comment procéder, mais je n'en ai pas la pratique et je devrai auparavant m'exercer.

— Mes hospices et mes casernes te sont ouverts, s'il s'agit d'assurer ton geste, répondit le roi.

Muni de cette autorisation, Félix répéta donc cette opération à plusieurs reprises, car les fistuleux ne manquaient pas, l'hygiène anale étant plus que sommaire à l'époque. Il put confirmer son efficacité et se résolut, non sans appréhension, à s'intéresser de près au postérieur royal.

Ce fut au matin du 18 novembre 1686, au château de Fontainebleau, qu'eut lieu l'intervention. Seules six personnes avaient été prévenues : Louvois, Monseigneur le Dauphin (qui préféra aller chasser), la marquise de Maintenon, le père La Chaise son confesseur, ainsi, bien entendu, que son chirurgien et son médecin. Quatre apothicaires avaient également été convoqués, leur rôle était de maîtriser le patient si cela se révélait nécessaire.

Après la messe, où le roi s'en remit à Dieu, il se dirigea vers sa chambre et se mit à genoux, dégagea largement son postérieur tourné vers la fenêtre pour bénéficier de toute la lumière de cette fin d'automne et saisit la main de Louvois assis sur le lit.

Le premier temps de l'opération, qui n'était pas le plus facile, fut de retrouver le trajet de la fistule grâce à une sonde cannelée. Félix, qui s'était fait assister de Bessières, chirurgien parisien de grande réputation, procéda avec une grande douceur sans jamais forcer. Il parvint ainsi à positionner sa sonde depuis l'orifice fessier au centre de la plaie déjà réalisée par les multiples incisions précédentes de l'abcès, jusqu'à l'orifice intra-anal. Puis il sortit sa meilleure lancette, une lancette en argent fabriquée pour l'occasion, parfaitement aiguisée. Il prévint le roi.

— Sire, je vais inciser.

— Allons ! répondit Louis.

Félix incisa d'un geste ferme le trajet fistuleux et mit à plat les anfractuosités de sa plaie périnéale ainsi réalisée avec une paire de ciseaux. Sans aucune anesthésie, cela va sans dire... Louis ne broncha pas, il se contenta de serrer encore plus fort la main de Louvois, jusqu'à lui entrer les ongles dans la chair. Louvois non plus ne broncha pas ! Le roi fit ainsi mentir le marquis de Sourches qui lui avait fait une réputation de douillet, le décrivant « comme incommodé de toutes choses ». De l'étoupe fut utilisée pour comprimer la plaie qui se mit à saigner abondamment. Après quelques minutes de compression, les choses rentrèrent dans l'ordre et un pansement put être assujetti par des bandages. Tous les gestes du chirurgien furent consignés par un secrétaire royal, qui s'appliqua à souligner l'héroïsme du roi. Sans doute savait-il qu'il serait ensuite lu, relu et commenté...

Une heure après l'opération, le roi subit une saignée, impérativement prescrite par d'Aquin, qui estimait sans doute que l'hémorragie de l'opération n'avait pas été suffisante. Le soir même, Louis insista pour tenir le Conseil. Le lendemain, il recevait des ambassadeurs, alors que manifestement une vive douleur lui arrachait des grimaces. Mais le prestige du Roi-Soleil était en jeu et il devait faire bonne figure aux yeux du monde.

Le pansement fut refait tous les jours par Félix lui-même, avec des linges humectés de vin de Bourgogne auquel le premier chirurgien vouait des vertus exceptionnelles. Durant tout ce temps, Louis fut contraint de garder la chambre, alors que chaque matin à la messe la Cour priait pour son salut. Après quelques jours, la cause était entendue : Louis avait bien supporté cette intervention. Louvois s'employa à en faire courir le bruit, faisant taire ainsi des rumeurs qui devenaient néfastes aux affaires du royaume.

A la Noël, tous le considérèrent comme définitivement guéri. Cependant, quelques petites retouches, bistouri en main, furent nécessaires pour obtenir un résultat parfait, car, avec justesse, Félix ne voulait pas que la plaie se refermât trop vite. Si bien que la consolidation ne fut acquise que le 1er avril de l'année 1687, date à laquelle Mme de Maintenon fit chanter à Saint-Cyr une ode solennelle, intitulée « Dieu sauve le Roy », composée par Jean-Baptiste Lully en l'honneur du retour à la santé de son époux qui, pour morganatique qu'il fût, n'en était pas moins l'objet de toutes ses prières[1].

*

L'opération de Félix eut un retentissement considérable ; la fistule anale devint une « mode » à la cour de France, les courtisans n'avaient plus honte de leur maladie et exhibaient, au moins en paroles, leur royale infirmité. Ceux qui avaient quelques petits suintements ou de simples hémorroïdes ne différaient point à présenter leur derrière au chirurgien pour qu'il y fît les incisions « à la royale ». Plus de trente courtisans, et non des moindres, réclamèrent l'opération à Félix et furent très fâchés lorsqu'il les assura qu'il n'y avait point nécessité de la faire...

Le roi ne se montra pas ingrat envers son premier chirurgien. Il reçut la somme considérable de 150 000 livres, à laquelle s'ajoutèrent d'autres dons, ce qui lui valut bien des jaloux. Le roi lui octroya également la terre des Moulineaux à Tassy, ce qui l'anoblissait de fait.

En réalité, Louis XIV appréciait une fois de plus le caractère efficace, modeste et réservé de son chirurgien, en qui il garda toujours la plus grande estime et la plus haute

1. Jacques II Stuart, en exil au château de Saint-Germain, assista en voisin à la cérémonie. Il fut tellement ému par la beauté de l'air chanté par les demoiselles de Saint-Cyr qu'il demanda à son cousin la permission de l'emprunter comme musique de sa Maison. Ainsi, par un singulier raccourci de l'Histoire, l'aria composée par un maestro italien pour célébrer la guérison du séant du roi de France devint-il... *God Save the King* – l'hymne du Royaume-Uni.

confiance. Il s'adressait souvent au nouveau Félix de Tassy pour prendre son sentiment sur différentes questions, n'ayant pas toujours trait à la médecine, ayant remarqué son bon sens et sa simplicité. Un jour Félix s'enhardit et fit au roi la demande qui le tourmentait déjà depuis longtemps :

— Sire, il faut que Votre Majesté intervienne pour les gens de mon état. La confusion est à son comble et personne ne s'y retrouve. Il y a les maîtres chirurgiens, les barbiers-chirurgiens, les barbiers-perruquiers-chirurgiens, à côté des médecins qui souhaitent tout réglementer. Il serait peut-être temps de séparer barberie et chirurgie, et d'organiser un enseignement spécifique de la chirurgie, à l'image de celle que vous avez décrétée pour Dionis au Jardin royal, avec des professeurs assermentés. Ce qui conférerait à leurs élèves l'autorité et la responsabilité de leur pratique[1].

Félix proposait là au roi une vraie révolution. *Il lui proposait de créer le métier de chirurgien !*

*

Pour tout dire, la confusion régnait depuis le Moyen Age, et le terme de « barbier » renvoyait à trois métiers différents :

– le barbier proprement dit, celui qui avait le droit de tenir boutique pour raser et qui avait pour enseigne des bassins blancs avec cette inscription : « Céans on fait le poil proprement et l'on tient bains et étuves » ;

– le barbier-perruquier, qui n'exerçait son talent que sur les têtes princières et appartenait à la suite des domestiques de grandes maisons. Avec la mode des perruques, il devenait important à l'époque de Louis XIV ;

---

1. Louis XIV avait tranché le débat sur la circulation sanguine en demandant à Dionis, chirurgien de la reine, d'organiser dans le nouveau Jardin du Roi (actuellement Jardin des Plantes) un enseignement basé sur les découvertes anatomiques les plus récentes et en particulier la circulation sanguine selon Harvey.

– et le barbier-chirurgien, en charge de la petite chirurgie, qui avait pour enseigne des bassins jaunes.

L'ancien métier de barbier-chirurgien remontait en fait à une époque où la chirurgie avait été condamnée par l'Eglise. En 1163, lors du concile de Tours, l'Eglise décrétait qu'elle avait le sang en horreur : *Ecclesia abhorret a sanguine*. En 1215, le quatrième concile de Latran en remettait une couche et interdisait tout simplement aux clercs d'exercer la chirurgie. Cette interdiction de la pratique de la chirurgie par les médecins, la plupart à l'époque membres du clergé, laissa le champ libre à ceux qui se proposaient de réaliser, malgré tout, les actes nécessaires à tout un chacun. Aux barbiers qui, par la force des choses, tenaient rasoirs et lancettes revint le redoutable rôle d'inciser gaillardement les abcès, pratiquer les saignées (souvent avec le même instrument !), réduire les luxations et appliquer les cautères. Quant aux arracheurs de dents, ils promenaient sur les marchés et les foires les baraques où ils exerçaient leurs talents...

Ces barbiers-chirurgiens, ne dépendant pas de l'université (et pour cause !), furent péjorativement considérés comme des manuels ignorants (ce qui était souvent exact) et à ce titre furent repoussés par les médecins formés par les facultés de médecine. La chirurgie et la dentisterie se trouvèrent ainsi reléguées à un rang inférieur pour de nombreuses années.

Une véritable individualisation du métier de chirurgien se fit pourtant, grâce à un certain Jean Pitard qui fut le barbier-chirurgien de Saint Louis, puis de Philippe le Hardi et enfin de Philippe le Bel (faire la barbe du roi suppose confiance et intimité !). Afin de mettre un peu d'ordre, il eut l'idée de réunir les chirurgiens parisiens en une corporation. En 1268, Louis IX créa, à sa demande, la confrérie de Saint-Côme et de Saint-Damien (patrons des chirurgiens) qui définissait et organisait le métier pour la première fois.

Une petite église fut construite à l'angle de la rue de la Harpe et de la rue des Cordeliers (angle actuel du boulevard Saint-Michel et de la rue de l'Ecole-de-Médecine). Les chirurgiens qui s'y réunissaient portaient une robe longue et, le premier lundi de chaque mois, ils donnaient des consultations gratuites, auxquelles les apprentis chirurgiens étaient tenus d'assister. Sur cette base naquit le Collège de chirurgie, baptisé « Confrérie de Saint-Côme ». Les premiers statuts de cette confrérie furent publiés en 1379. Sous la direction de six chirurgiens-jurés, des examens étaient imposés à tout barbier désireux de pratiquer la « cyrurgie[1] ».

Cela aurait pu être l'origine d'une organisation salutaire. Malheureusement les siècles qui suivirent ne firent que concourir à la confusion. Et de décrets en édits, d'édits en ordonnances, le métier de barbier-chirurgien recouvrit en fait de nombreuses compétences différentes, allant du simple barbier coiffeur au vrai charlatan, en passant par le maître chirurgien de la Confrérie.

Si bien qu'au début du XVIIe siècle on était revenu au désordre, et les chirurgiens restaient séparés en deux groupes qui se jalousaient sauvagement :

– Les chirurgiens-barbiers dits de robe courte dont la pratique chirurgicale se contentait de soigner clous, anthrax, bosses et charbons. Ils devaient aussi bien raser et couper les cheveux qu'ouvrir les abcès, mettre des ventouses et surtout saigner. En général, ils tenaient échoppe en ville.

1. Le plus ancien édit est celui de Philippe le Bel de novembre 1311 : « Informé qu'à Paris et dans le vicomté, plusieurs étrangers de conduite infâme (voleurs, faux-monnayeurs, meurtriers, ribauds) se mêlent, sans avoir été examinés, ni reçus, de pratiquer l'art de chirurgie et osent même l'annoncer par des enseignes, le roi ordonne qu'à l'avenir "nul homme ou femme" ne pourrait s'immiscer publiquement ou occultement dans cet art, sans avoir été examiné par des chirurgiens-jurés, demeurant à Paris, et délégués par Jean Pitard, chirurgien-juré du roi, au Châtelet de Paris... Les récipiendaires devront prêter serment entre les mains du prévôt de Paris ; et il est enjoint au prévôt de détruire les enseignes des autres... »

Certains pourtant étaient des « ambulants ». Personnages pittoresques, hauts en couleur, ils se transmettaient de père en fils, ou de maître à élève, le secret d'une opération qu'ils réalisaient vaille que vaille, de bourg en bourg. Ceux-là ne faisaient que « la hernie » ou que « la cataracte », et pratiquaient de façon illégale et officieuse, néanmoins tolérée.

– Les maîtres chirurgiens, qui avaient droit au port de la même longue soutane noire que les médecins (ce que les médecins n'appréciaient pas du tout !) ; ils étaient dits de robe longue, souvent réunis en confrérie comme celle de Saint-Côme, et ils pratiquaient les seules opérations possibles à cette époque. Bien entendu, ils ne parlaient pas latin, n'avaient pas étudié à la faculté et restaient méprisés des médecins. Certains prétentieux parmi eux se perdaient plus en joutes oratoires avec les médecins ou en vaine dialectique entre eux qu'en saine pratique.

La subordination aux médecins restait la règle et pour tous elle pesait de façon insupportable. Ainsi, depuis toujours, les chirurgiens de Paris allaient tous ensemble à la faculté de médecine le lendemain de la Saint-Luc. Ils étaient obligés de payer pour tout le collège un écu d'or de redevance conformément aux anciens contrats passés entre la faculté et les barbiers. Le premier chirurgien du roi prêtait, en cette qualité, serment entre les mains du premier médecin du roi...

Horrible soumission ! La guerre se poursuivit...

Et l'arrêt du Parlement de Paris du 7 février 1660 avait été catastrophique pour les chirurgiens. Bien orchestré par Guy Patin, doyen des médecins de Paris, il déboutait les chirurgiens de Saint-Côme, qui avaient porté plainte contre les médecins. Il imposait que les barbiers-chirurgiens à robe courte et les chirurgiens à robe longue fussent rassemblés en une seule et même corporation. Il leur interdisait de devenir bachelier, licencié et encore moins docteur. En fait, il les condamnait à ouvrir échoppe sur rue et à s'occuper des poils de barbe.

L'opprobre tombait sur la profession.

Considérant que les choses étaient allées trop loin, Louis XIV avait réagi quelques années plus tard (1668) en réunissant pour Félix les fonctions du premier valet de chambre et barbier du roi à celle du premier chirurgien. Ce titre restituait au moins une autorité dans le métier, puisqu'il devenait « le chef et garde des chartes, statuts et privilèges de la chirurgie et barberie du royaume ». Il comprenait un droit d'inspection sur tous les chirurgiens, sages-femmes et autres, exerçant quelque partie que ce soit de la chirurgie et de la barberie. Poste important, s'il en était !

Mais cela ne contentait pas complètement Félix, qui avait d'autres ambitions pour ceux de son état...

Puis, une déclaration du 19 juin 1770 avait ordonné que le premier chirurgien prêtât serment, non plus à la faculté de médecine mais directement au roi, et qu'il recevrait celui des autres chirurgiens ordinaires et de quartier, ainsi que des autres chirurgiens de la famille royale et des princes du sang.

Là encore, Félix avait marqué des points. Mais les contestations restaient vives chez les médecins et dans ses propres troupes, qui ne voyaient pas tous d'un bon œil de se séparer de la barberie qui, pour secondaire qu'elle fût, n'en était pas moins une source de revenus non négligeable... Néanmoins, Félix était déterminé, il utiliserait l'oreille du roi pour parvenir à son but : créer un vrai métier de chirurgien !

Louis se donna le temps de la réflexion et, finalement, il suivit la proposition de Félix. S'étant enquis des oppositions et des intérêts en jeu, il préféra ne pas hausser sur un piédestal le métier de chirurgien, ce qui aurait ému la faculté. Il choisit donc l'option très politique de créer un état spécifique des barbiers, qui devenait une position très enviée, du fait de l'intérêt financier de la pratique, en interdisant aux chirurgiens de couper les cheveux en quatre !

Ainsi il semblait valoriser la barberie contre la chirurgie...

Par un édit publié au mois de novembre 1691, il créa ainsi des maistres « barbiers-baigneurs-étuvistes-perruquiers » dans toutes les villes de cours supérieures ou de bailliages. Il défendit en même temps aux « maistres chirurgiens-barbiers, à leurs garçons apprentis et à ceux des veuves des maistres décédés, de se mêler d'aucun commerce de cheveux, et de faire ou vendre aucune perruque, et aux barbiers-baigneurs-étuvistes-perruquiers, de faire aucun acte de chirurgie ; et afin de maintenir chacun de ces deux corps dans ses fonctions... ».

Evidemment, les médecins, de leur côté, ne furent pas dupes et ils ne virent pas d'un bon œil ces évolutions qui, *de facto*, consacraient les chirurgiens aux choses de la médecine. Ils tentèrent donc de faire obstacle à ces nouvelles dispositions, comme si l'art de guérir ne pouvait être connu que d'eux. Si bien que cette décision entraîna une levée de boucliers à la fois des barbiers et de la faculté de médecine !

Félix avait rempli sa mission. Grâce au postérieur royal, il avait pu imposer le métier de chirurgien. Il préféra se retirer sur ses nouvelles terres et abandonner ses fonctions. On disait que, traumatisé par toutes ces émotions, il n'était plus capable de tenir son scalpel sans trembler... Il choisit pour le remplacer Mareschal, le chirurgien de la Charité, fameux lithotomiste[1], qu'il jugeait le meilleur à Paris, et le roi accepta cette nomination, tant il gardait toute sa confiance en Félix de Tassy.

Félix mourut en 1703 des suites d'une malencontreuse fausse route urétrale, qu'il se fit alors qu'il voulait se sonder pour une rétention d'urine – confirmant le fait qu'il est imprudent de se soigner soi-même.

1. Voir note p. 73. Lors de l'hiver 1700, Mareschal eut l'honneur de « tailler » Fagon, devenu premier médecin du roi, dont l'influence sur le monarque était des plus grandes. Cela favorisa sans doute ses projets.

Le roi lui-même mourut en 1715 d'une artérite des membres inférieurs ayant évolué en gangrène. Mareschal avait conseillé l'amputation, mais les médecins s'y étaient opposés.

Les discussions entre médecins et chirurgiens n'étaient pas finies. Elles ne faisaient que commencer...

Mareschal avait toujours soutenu les positions de Félix. Il fallait aller encore plus loin. Ce fut La Peyronie qui lui inspira l'idée de créer des postes de professeurs et de démonstrateurs en chirurgie, et ensuite de regrouper ses principaux membres dans une Académie de chirurgie (Lettres patentes en forme d'édit données par Louis XV, à Fontainebleau en septembre 1724, enregistrées au Parlement le 26 mars 1725).

Le 18 décembre 1731 a lieu la séance inaugurale de l'Académie royale de chirurgie[1]. La publication du premier volume des mémoires de l'Académie eut lieu en 1741. Il acheva de mettre en lumière l'utilité des opinions de La Peyronnie, devenu premier président de la Société. Par une déclaration du 23 avril 1743, le cadre juridique à l'exercice de la profession de chirurgien fut fixé. Il la sépare clairement de celle de barbier. Le grade de maître des arts est exigé pour l'exercice de la profession, la sévérité des examens pour l'obtention de la maîtrise est accrue.

Dès lors, de nombreux chirurgiens des nations voisines tinrent à l'honneur de devenir membres de l'Académie. En 1750, on soumit les aspirants à faire pendant trois ans un cycle complet d'études sur toutes les parties de la chirurgie.

Dans l'ordre social, l'état de chirurgien devenait ainsi l'égal hiérarchique de celui de médecin.

❀

1. L'Académie royale de chirurgie nouvellement créée s'installe dans les locaux de la Communauté des barbiers-chirurgiens de Saint-Côme, dans l'amphithéâtre qui jouxte le couvent des Cordeliers (cet amphithéâtre, qui existe toujours, est aujourd'hui occupé par l'école de langues de la Sorbonne).

L'Académie de chirurgie

Paris 1993.

J'avance sur les pavés inégaux de la cour de l'Ecole pratique de la faculté, au 15, rue de l'Ecole-de-Médecine, devant le magnifique bâtiment gothique du réfectoire des Cordeliers.

On est un mercredi, c'est le jour où se réunit l'Académie de chirurgie, où je viens d'être élu.

Après bien des pérégrinations, et grâce aux efforts conjoints de Denys Pellerin et de Marc Gentilini, notre Académie vient de rejoindre l'amphithéâtre Cruveilhier inoccupé depuis cinquante ans, à quelques mètres du lieu où la Confrérie de Saint-Côme se réunissait sous Saint Louis et où La Peyronie avait implanté pour la première fois l'Académie royale.

Les étudiants en médecine, ignorants de cette histoire, sont assis sur les marches et discutent en fumant des cigarettes, et attendent le cours suivant. Depuis vingt ans, je passe et repasse toujours pressé dans cette cour, qui est devenue celle de la « faculté de médecine Broussais-Hôtel-Dieu », sans penser tous les jours aux illustres traces que je foule...

Vertige du passé... Si l'on revoyait ce lieu en accéléré :

– En 1234, c'est un champ de vignes dans l'enceinte de Philippe Auguste[1], que Louis IX donne aux moines de l'ordre des Cordeliers[2] pour construire leur couvent. Il ne nous reste que le réfectoire. Mais quel bâtiment !

– A la Révolution, le site est récupéré par la Société des droits de l'homme et du citoyen. Robespierre le fréquente en habitué. Le corps de Marat y sera exposé au peuple au milieu des livres de la bibliothèque du couvent...

1. Actuelle rue Monsieur-le-Prince.
2. Dont la robe de bure était ceinte par une grosse corde.

– Après la Révolution, l'Etat décide d'y organiser les études de médecine et d'y créer son école de santé. L'église est d'abord détruite, puis le reste des bâtiments vers 1802. Seuls subsistent le réfectoire et le cloître[1] qui entoure toujours aujourd'hui un petit jardin avec son bassin rond et son jet d'eau chétif, sur la margelle duquel j'aime à m'asseoir pour préparer mon cours.

– Six pavillons y sont construits pour accueillir les « exercices cadavériques », sur les instructions de Farabeuf, « avec une fontaine d'eau courante, pour faciliter l'hygiène des préparations » !

– C'est sur ce lieu qu'on a construit les bâtiments de la surélévation dans lesquels se situent maintenant les salles de cours et l'administration du doyen.

Je pense à La Peyronie, qui fut notre premier président, à son infatigable énergie...

Je pense à Félix dont la clairvoyance permit d'utiliser les circonstances pour que les chirurgiens existent, malgré l'opposition des médecins...

Au fait, les médecins et les chirurgiens aujourd'hui : où en sont-ils ?

Que tous se rassurent. Tout va bien maintenant. Les oppositions et les rivalités persistent. Le combat n'est pas fini...

1. Dans le cloître s'installe l'hospice de l'école de médecine, dit hôpital de l'Observance, où sont réunis les cas les plus complexes. Il sera remplacé en 1834 par l'hôpital des Cliniques. A partir de 1872, les bâtiments sont démolis pour permettre la reconstruction de l'Ecole pratique de la faculté de médecine de Paris. La ville devient propriétaire du site, mais s'engage à le consacrer aux études médicales.

5

Le combat de la circulation du sang

Où l'on retrouve le grand Molière à l'article de la mort prendre parti pour un médecin anglais dans un débat sur la circulation du sang. Où l'on devine Harvey, étudiant à Padoue, se passionner pour les discours d'un certain Galileo Galilei et créer une révolution dans les connaissances médicales. Où l'on voit le Roi-Soleil prendre parti dans le débat scientifique pour imposer son opinion aux médecins.

Paris, 1672.

Tentant de contenir les quintes de toux qui agitaient tout son corps, Molière avait laissé tomber sa plume d'oie, faisant un horrible pâté d'encre noire sur sa feuille... juste quand Monsieur Diafoirus étalait aux yeux d'Argan toutes les qualités et vertus de son benêt de fils :

MONSIEUR DIAFOIRUS. — Il est ferme dans la dispute, fort comme un Turc sur ses principes ; ne démord jamais de son opinion, et poursuit un raisonnement jusque dans les derniers recoins de la logique. Mais sur toute chose, ce qui me plaît en lui, et en quoi il suit mon exemple, c'est qu'il s'attache aveuglément aux opinions de nos Anciens, et que jamais il n'a voulu comprendre, ni écouter les raisons, et les expériences des prétendues découvertes de notre siècle, touchant la circulation du sang, et autres opinions de même farine.

Molière n'était pas mécontent de glisser dans la bouche d'un imbécile la grande controverse qui agitait tous les ânes chapeautés qu'il détestait et dont il méprisait l'ignorance jacassante. Il reprit :

THOMAS DIAFOIRUS. (Il tire une grande thèse roulée de sa poche, qu'il présente à Angélique.) — J'ai contre les circulateurs soutenu une thèse, qu'avec la permission de Monsieur j'ose présenter à Mademoiselle, comme un hommage que je lui dois des prémices de mon esprit.

ANGÉLIQUE. — Monsieur, c'est pour moi un meuble inutile, et je ne me connais pas à ces choses-là.

TOINETTE. — Donnez, donnez, elle est toujours bonne à prendre pour l'image, cela servira à parer notre chambre.

THOMAS DIAFOIRUS. — Avec la permission aussi de Monsieur, je vous invite à venir voir l'un de ces jours pour vous divertir la dissection d'une femme, sur quoi je dois raisonner.

C'était devenu à la mode de se retrouver autour des tables de dissection. Spectacle qu'appréciaient les élégantes et les précieuses, tout en se pâmant et en agitant des mouchoirs parfumés pour éloigner les odeurs de putréfaction...

TOINETTE. — Le divertissement sera agréable. Il y en a qui donnent la comédie à leurs maîtresses, mais donner une dissection, est quelque chose de plus galant.

Pâté ! L'encre s'écoulait sur le bas de la feuille...

Molière se leva un peu et fit quelques pas dans sa chambre pour se calmer, le mouchoir taché de sang écrasé sur la bouche. Il sentait un franc grésillement au fond de sa gorge. Depuis déjà quelque temps, il était à nouveau sujet à ces petites hémoptysies[1]. Comme il l'avait fait dire à Harpagon : « Je n'ai pas de grandes incommodités, Dieu merci ; il n'y a que ma fluxion qui me prend de temps en temps. » Mais la fluxion l'incommodait de plus en plus. Sur les conseils de son ami le Dr Mauvillain, décédé depuis, il s'était mis au régime lacté. Apparemment efficace... D'ailleurs, quand il arrêtait, il avait remarqué une recrudescence inéluctable de sa toux[2].

Les médecins pouvaient bien pérorer devant lui, il connaissait suffisamment de grec pour comprendre leur damné galimatias et suffisamment de latin pour décoder leurs discours. Il se rendait compte qu'il allait de plus en plus mal et ses amis, même les plus proches (qui connaissaient très bien son aversion pour Hippocrate), le pressaient de consulter. Or qu'allaient donc lui proposer ces prétentieux à chapeaux pointus, sinon des saignées ou des purges ?

Dieu sait combien il les avait égratignés dans ses pièces... Molière souriait rien qu'en les évoquant. Il n'y en avait pour ainsi dire aucune qu'il n'y fît au moins allusion. Il les égrenait : *L'Amour médecin*, *Le Médecin volant*, *Le Médecin malgré lui* (la meilleure, à son goût !), *Monsieur de Pourceaugnac*... Va pour les farces... Mais même dans *Dom Juan*, Sganarelle ne pouvait s'empêcher de rappeler que l'habit suffisait pour acquérir la science du médecin. Et même le Misanthrope, il l'avait d'abord nommé l'atrabilaire amou-

1. Une hémoptysie est le rejet de sang aéré par la bouche, sang en provenance des voies aériennes, au cours d'effort de toux.

2. Le Dr Mauvillain, ami de Molière, prônait les médecines douces de l'époque, soignait les maladies par le chant, la musique et la danse, et fut chassé à deux reprises de l'Académie de médecine.

reux... Il était temps, avec cette nouvelle pièce, de porter le coup de grâce. Celle-là s'appellerait *Le Malade imaginaire*...

On annoncera la couleur dès le prologue :

Votre plus haut savoir n'est que pure chimère
Vains et peu sages médecins
Vous ne pouvez guérir par vos grands mots latins
La douleur qui me désespère.

Saignées et purges, les deux seuls traitements de ces archiatres médicastres.

On racontait dans Paris que le médecin personnel de Louis XIV avait réussi à le lavementer jusqu'à quinze fois dans une seule journée[1].

Il fallait que le roi eût le fondement solide !

Il faudrait utiliser cela dans la pièce, pour le final. On pourrait faire chanter en latin de cuisine une ribambelle d'apprentis docteurs en grande tenue, agitant des clystères, afin d'introniser le malade imaginaire au rang de médecin imaginaire... Du genre :

Les étudiants :
Clysterium donare,
Postea seignare,
Ensuitta purgare.

Le chœur :
Bene, bene, bene, bene respondere :
Dignus, dignus est entrare
In nostro docto corpore.

1. En 1672, on l'a vu, le médecin personnel du roi était d'Aquin. Fagon lui succéda en 1693. Malgré son penchant pour le clystère, Fagon fut un médecin avisé. Il prit parti, pour ce qui concerne ce chapitre, en faveur de la circulation sanguine.

Molière riait tout seul, oubliant ses inquiétudes de l'instant précédent. Il allait taper fort sur ces médecins qu'il haïssait, ces ignorants, ces pédants et prétentieux qui ne savaient qu'ânonner leur Galien que l'on considérait comme évangile depuis des siècles !

Il avait suffi que l'un d'entre eux, plus ouvert ou plus intelligent, émette une nouvelle théorie pour expliquer comment le sang circulait dans le corps pour que ces Diafoirus tentassent de le clouer au pilori. Il ne laisserait pas Boileau seul dans ce combat. Il allait apporter sa patte !

Au fond, cette histoire de circulation sanguine, Molière n'y comprenait pas grand-chose. Après tout, que le sang puisse circuler sans arrêt grâce au cœur et non pas au foie, qu'il existe une petite et une grande circulation, que les artères contiennent du sang et non pas de l'air, que le sang ne circule pas en aller-retour dans les veines mais en continuité des artères puis des veines, qu'il ne se renouvelle pas en permanence, mais représente, au contraire, un volume constant en mouvement perpétuel... Pourquoi pas ! Certaines de ces affirmations étaient piquées au coin du bon sens et cet Anglais, cet Harvey, avait un raisonnement bien original...

De toute façon, Molière lui était spontanément acquis pour deux raisons incontournables : il s'opposait aux théories de Galien, qu'il tenait pour responsable de bien des stupidités récitées comme des perroquets par les médecins de son temps et, seconde raison, en fait corollaire de la première, il avait entraîné une réaction d'une violence inattendue de la faculté de médecine de Paris et l'ire démesurée d'un Riolan ou d'un Gui Patin, dont Molière se gaussait de principe.

A vrai dire, Harvey, dès la publication[1] de son livre où il rapportait la circulation du sang, avait subi des multiples

1. *Exercitatio anatomica de motu cordis et sanguinis in animalibus*, 1628, foire de Francfort.

attaques, et les courriers avaient galopé ferme de part et d'autre de la Manche. Le monde entier, Français en tête, s'était acharné sur lui. Le fait qu'il fût anglais et protestant n'y était certes pas étranger. Mais surtout, il se cognait de plein front avec les théories galénistes unanimement défendues par les facultés de médecine d'Europe et par l'Eglise catholique, et donc ratissait large les adversaires potentiels... Ses collègues, les premiers, vomirent leur haine.

Gui Patin, doyen de la faculté de Paris : « La circulation du sang, son transport circulaire par les vaisseaux, c'est l'enfantement d'un esprit oisif, un vrai mirage qu'embrassent les Ixions pour procréer les Centaures et les monstres... »

Primeros, en Angleterre : « Tu as, Harvey, observé une sorte de cœur pulsatile dans les limaçons, les mouches, les abeilles et même chez les squilles. Nous te félicitons de ton zèle : que Dieu te conserve des yeux si perspicaces. Mais pourquoi dis-tu qu'Aristote a refusé un cœur aux petits animaux ? Aurais-tu voulu faire entendre par là que tu sais ce qu'Aristote ignorait ? Aristote a tout observé, et personne ne doit oser venir après lui. »

Parisanus, en Italie : « Soit ! liez le bras d'un malheureux, soumettez-le à la torture pour complaire à Harvey, et voyez ce qu'il arrivera. Cet innocent, soumis à un tel supplice, ressentira de vives douleurs dans le bras et sera à moitié mort sans pouvoir décrire ce qu'il ressent. »

Tous prisonniers de leurs études et de la tradition, du système imposé par les Grecs, se retrouvaient en affirmant : « Je préfère me tromper avec Galien que de suivre, dans sa circulation, un charlatan comme Harvey. » Même Riolan, le plus fameux anatomiste de l'époque, ne put s'empêcher de s'opposer à Harvey. Pourtant ils s'étaient rencontrés à Londres, avaient beaucoup échangé sur la médecine et connaissaient leur valeur respective. Mais, galéniste dans le fond de l'âme, Riolan, tout imbu de son nouveau titre de médecin personnel de la reine de France[1], ne put s'empêcher de prendre un ton paternaliste pour s'adresser à Harvey :

« Je loue ta découverte de la circulation, mais avec ton indulgence, je dirai que tu proposes de nombreuses sottises et de nombreuses erreurs. »

Plus tard, enflammé par ses idées et par l'acuité de la joute épistolaire, il deviendra plus dur, plus blessant :

« La circulation est paradoxale, inutile à la médecine, fausse, impossible, inintelligible, absurde et nuisible à la vie de l'homme. »

Gui Patin, toujours aussi affable, lui aussi renchérissait :

« La Bible ne mentionnant pas la circulation du sang, il est difficile de l'admettre. Si le sang circulait, la saignée serait mauvaise : or la saignée est le meilleur remède qui soit. Donc cette idée de la circulation du sang est absurde ! »

Quant à Descartes, il fut un des rares à accepter d'emblée le concept de circulation sanguine. Cela concordait avec ses théories ! Mais il s'opposa lui aussi à Harvey, car il pensait que « le principe de vie » était lié à la chaleur produite par les mouvements du cœur et que la dilatation du sang sous l'effet de cette chaleur était responsable de l'aspect du cœur en diastole[2]. Il restait en cela le féal des Anciens et soutenait que « le principe » était prééminent sur les expériences rapportées par Harvey et que celles-ci n'avaient de justification que si elles servaient à en démontrer les fondements... Pas toujours si cartésien, Descartes !

William Harvey dans tout ce combat fit preuve d'une prudence et d'un flegme tout britannique, comme si ces critiques

1. Marie de Médicis.

2. Descartes soutenait qu'il avait expérimenté (avec ses doigts !) que le cœur produisait plus de chaleur que les autres organes. « Ce mouvement que je viens d'expliquer suit aussi nécessairement de la disposition des organes [...] et de la chaleur qu'on peut y sentir avec les doigts et de la nature du sang. » *Discours de la méthode*, cinquième partie. Cette notion était déjà décrite par Aristote.

ne l'atteignaient pas. Pas méprisant pour autant, il répondait courtoisement, scientifiquement, gardant toute attention à la moindre remarque de ses collègues, même si elle était stupide ou de mauvaise foi. Il s'était décidé à se défendre sous une forme très universitaire et publia les *Lettres à Riolan*, dissertations sur la circulation, où il reprenait point par point les critiques qu'on lui avait faites.

Or, d'un conflit entre spécialistes, le débat avait progressivement fait tache d'huile avec les années. Les salons, où se faisait l'opinion, s'en étaient emparés. Les chansonniers puis les poètes avaient pris parti. Même les grands noms comme Boileau, La Bruyère ou La Fontaine avaient fourbi leurs plumes les plus caustiques.

Dans son *Arrêt burlesque*, donné en *la grand'chambre du Parnasse en faveur des maîtres es-arts, médecins et professeur de l'Université de Stagire, au pays de Chimères*, *pour le maintien de la doctrine d'Aristote*, Boileau écrivait : «La Cour fait défense au sang d'être vagabond, errer et circuler à travers le corps, sous peine d'être entièrement livré et abandonné à la Faculté de Médecine. Défend à la raison et à ses adhérents de plus s'ingérer à l'avenir de guérir.»

C'était bien envoyé, mais cela ne touchait que les intellectuels et les précieuses (ridicules ou non) des salons parisiens ! Il fallait frapper plus fort. Molière savait qu'il était écouté, qu'il était populaire, que ce qu'il clamait sur les planches de son théâtre de la rue de Richelieu était entendu partout, des faubourgs jusqu'à la Cour !

Après les Diafoirus, il taperait sur les doigts des potards, ces complices intéressés des médecins. Son pharmacien, il l'avait appelé Purgon. Tout un programme : un Purgon purgeant, vexé et rancunier, car on n'avait point suivi son ordonnance. La situation était toute trouvée :

MONSIEUR PURGON. — Je viens d'apprendre là-bas à la porte de jolies nouvelles. Qu'on se moque ici de mes ordonnances, et qu'on a fait refus de prendre le remède que j'avais prescrit.

ARGAN. — Monsieur, ce n'est pas...

MONSIEUR PURGON. — Voilà une hardiesse bien grande, une étrange rébellion d'un malade contre son médecin.

TOINETTE. — Cela est épouvantable.

MONSIEUR PURGON. — Un clystère que j'avais pris plaisir à composer moi-même.

ARGAN. — Ce n'est pas moi...

MONSIEUR PURGON. — Inventé, et formé dans toutes les règles de l'art.

TOINETTE. — Il a tort.

MONSIEUR PURGON. — Et qui devait faire dans des entrailles un effet merveilleux.

ARGAN. — Mon frère ?

MONSIEUR PURGON. — Le renvoyer avec mépris !

ARGAN. — C'est lui...

MONSIEUR PURGON. — C'est une action exorbitante.

TOINETTE. — Cela est vrai.

MONSIEUR PURGON. — Un attentat énorme contre la médecine.

ARGAN. — Il est cause...

MONSIEUR PURGON. — Un crime de lèse-Faculté, qui ne se peut assez punir.

TOINETTE. — Vous avez raison.

MONSIEUR PURGON. — Je vous déclare que je romps commerce avec vous.

ARGAN. — C'est mon frère...

MONSIEUR PURGON. — Que je ne veux plus d'alliance avec vous.

TOINETTE. — Vous ferez bien.

MONSIEUR PURGON. — Et que pour finir toute liaison avec vous, voilà la donation que je faisais à mon neveu en faveur du mariage.

ARGAN. — C'est mon frère qui a fait tout le mal.

MONSIEUR PURGON. — Mépriser mon clystère ?

ARGAN. — Faites-le venir, je m'en vais le prendre.

MONSIEUR PURGON. — Je vous aurais tiré d'affaire avant qu'il fût peu.

TOINETTE. — Il ne le mérite pas.

MONSIEUR PURGON. — J'allais nettoyer votre corps, et en évacuer entièrement les mauvaises humeurs.

ARGAN. — Ah, mon frère !

MONSIEUR PURGON. — Et je ne voulais plus qu'une douzaine de médecines, pour vider le fond du sac.

TOINETTE. — Il est indigne de vos soins.

MONSIEUR PURGON. — Mais puisque vous n'avez pas voulu guérir par mes mains...

ARGAN. — Ce n'est pas ma faute.

MONSIEUR PURGON. — Puisque vous vous êtes soustrait de l'obéissance que l'on doit à son médecin...

TOINETTE. — Cela crie vengeance.

MONSIEUR PURGON. — Puisque vous vous êtes déclaré rebelle aux remèdes que je vous ordonnais...

ARGAN. — Hé point du tout.

MONSIEUR PURGON. — J'ai à vous dire que je vous abandonne à votre mauvaise constitution, à l'intempérie de vos entrailles, à la corruption de votre sang, à l'âcreté de votre bile, et à la féculence de vos humeurs.

TOINETTE. — C'est fort bien fait.

ARGAN. — Mon Dieu !

MONSIEUR PURGON. — Et je veux qu'avant qu'il soit quatre jours, vous deveniez dans un état incurable.

ARGAN. — Ah ! miséricorde.

MONSIEUR PURGON. — Que vous tombiez dans la bradypepsie.

ARGAN. — Monsieur Purgon.

MONSIEUR PURGON. — De la bradypepsie, dans la dyspepsie.

ARGAN. — Monsieur Purgon.

MONSIEUR PURGON. — De la dyspepsie, dans l'apepsie.

ARGAN. — Monsieur Purgon.

MONSIEUR PURGON. — De l'apepsie, dans la lientérie.

ARGAN. — Monsieur Purgon.

MONSIEUR PURGON. — De la lientérie, dans la dyssenterie.

ARGAN. — Monsieur Purgon.

MONSIEUR PURGON. — De la dyssenterie, dans l'hydropisie.

ARGAN. — Monsieur Purgon.

MONSIEUR PURGON. — Et de l'hydropisie dans la privation de la vie, où vous aura conduit votre folie.

Molière, satisfait du rythme de la scène, quitta sa table de travail et s'assit dans son fauteuil, rapprochant les pans de sa robe de chambre pour se protéger contre le froid du crépuscule qui déjà s'installait. Sa toux s'était apaisée et il se sentait à la fois épuisé et euphorique. Il n'avait pas allumé les chandelles et se laissa porter par la rêverie en contemplant les restes de bûches qui se consumaient dans l'âtre. Il lui fallait vite finir cette pièce. Il avait prévu de la jouer en février. Le temps de la copier, de la distribuer à la troupe, de l'apprendre, de régler la mise en scène... Il s'était gardé le rôle d'Argan.

Epuisant ! Mais il lui allait bien.

Aurait-il la force ?

Au fond, Argan, c'était son contraire. Un malade imaginaire qui avait peur de la maladie et qui ne voulait pas fâcher les médecins. Lui, il était vraiment malade et se jetait à corps perdu dans le combat contre les chapeautés en robes longues. En fait, Molière sentait bien que tout cela était plus complexe et qu'il était un peu aussi son personnage... Comme lorsqu'il se moquait d'Arnolphe, celui qui voulait épouser Agnès, sa jeune pupille[1], quand lui-même avait épousé Armande, la fille de sa maîtresse, de vingt ans sa cadette. Complexité des rapports entre les sentiments et la raison !

Toujours laissant dériver ses pensées, Molière cherchait maintenant à imaginer celui qui était l'objet de toutes ces passions, cet Harvey. Qui était-il donc ?

Il était mort maintenant depuis quinze ans. Peut-être

1. *L'Ecole des femmes*, 1662.

était-il un grand médecin ? Peut-être aurait-il été capable de le soigner ?

*

Padoue, 1598.

William Harvey se hâtait dans les petites ruelles sombres du centre de Padoue car la nuit était tombée. La main serrée sur une courte dague, prêt à réagir à la moindre menace. Il allait retrouver dans une auberge du centre, « l'Albergo », le petit groupe d'amis qu'il fréquentait presque chaque soir. Temps merveilleux des « compaings », toujours prêts à rire et à refaire le monde en débouchant des flacons.

Parmi ces amis et ces collègues, venus pour plaisanter et vider leurs gobelets, il y en avait un qui émergeait du lot comme un être d'exception. Un maître, un véritable maître, dont Harvey buvait les paroles : un jeune professeur de mécanique à l'université qui se nommait Galileo Galilei. Harvey était fasciné par ce qu'il disait dans le petit cercle de l'Albergo. Certes, dans la journée, à l'université, il enseignait bien le monde selon Ptolémée, la Terre était plate et le Soleil se déplaçait autour... Mais le soir à l'Albergo, tout changeait, tout s'animait différemment. Il parlait d'un chanoine polonais qui avait vécu cinquante ans plus tôt et qui avait décrit un monde révolutionnaire[1], où le Soleil était devenu le centre de l'Univers. Il disait aux plus jeunes attablés autour de lui :

— Réfléchissez différemment. On se trompe souvent parce que l'on regarde dans la mauvaise direction. Pensez à Copernic...

Harvey en était bien persuadé, lui qui pensait déjà que son propre maître Fabricius – que pourtant il respectait – se

1. Nicolas Copernic, *De revolutionibus orbium caelestium*, publié en 1543 à Nuremberg.

trompait totalement quand il interprétait ce qu'il voyait, les yeux embrumés par son Galien.

— Expérimentez vous-même, répétait Galilée. C'est souvent très simple. J'ai utilisé la tour de Pise pour calculer l'accélération de la gravité et la coupole de la cathédrale de Florence pour mon pendule...

Là encore, Harvey voyait bien que quelques expériences sur le vivant permettraient facilement de vérifier que Galien s'était trompé sur certains points qui concernaient le rôle du cœur et les mouvements du sang ! Encore fallait-il les imaginer !

Toutes ces conversations, digressions, élucubrations se faisaient en latin. Padoue, dans cette fin du XVIe siècle, époque durant laquelle Harvey fut étudiant en médecine auprès du grand Fabricius, s'imposait comme la capitale du monde intellectuel de son temps. Nimbée de l'éclat de Venise toute proche dont elle dépendait, la ville vibrait de toutes les langues et de tous les accents d'Europe, même si l'enseignement lui-même était prodigué en latin. Les professeurs étaient fameux, les véritables vedettes de l'époque : Vésale, Colombo, Fallope y avaient enseigné. Pour Fabricius d'Acquapendente, le patron de William, on venait de faire construire un magnifique amphithéâtre d'anatomie[1]. Fait essentiel, l'Inquisition n'avait qu'un rôle secondaire sur l'université de Padoue, grâce au libéralisme de la toute-puissante République de Venise, ce qui permettait à des chercheurs comme Galilée de travailler et d'enseigner en paix. Parmi les douze mille habitants de la ville, le quart était étudiant. Dans chaque université, les élèves se groupaient par nationalité et élisaient leur représentant, le « conseiller », qui participait à la direction de l'enseignement aux côtés du recteur. Cela faisait trois ans consécutifs qu'Harvey, qu'on disait le plus brillant de sa génération,

1. Aujourd'hui le plus vieux du monde !

était élu. La vie d'escholier n'était pas pour autant toujours facile. Elle se rapprochait par bien des côtés de celle des moines, surtout pour les plus pauvres d'entre eux. Ce n'était pas le cas de William, dont le père, *yeoman*[1] aisé, et maire de son village, pourvoyait autant que faire se pouvait aux études de ses enfants.

Fabricius d'Acquapendente était l'élève de Gabriel Fallope, mort à la fleur de l'âge, lui-même élève chéri de Vésale. Il travaillait sur ce qui allait devenir l'anatomie comparée et disséquait toutes sortes d'animaux. Il cherchait à découvrir les rapports, les similitudes et les différences des organes et de la physiologie des multiples espèces. Récemment, il venait de découvrir chez l'homme l'existence et le rôle des valvules veineuses. En effet, les veines du corps humain sont équipées de petites valvules sur tout leur trajet, ce qui interdit le reflux et favorise le retour du sang vers le cœur. On sait maintenant que leur bon fonctionnement sur les veines des membres inférieurs empêche par exemple la formation de varices.

Mais Fabrice vivait dans son temps et il croyait profondément aux doctrines de Galien. Il n'avait même pas le choix intellectuel de s'y refuser ou de s'y opposer. L'Eglise et son bras séculier, l'Inquisition, veillaient à ce que cet enseignement fût unanimement respecté et répété[2]. La même Eglise avait d'ailleurs également veillé à ce que rien ne pût être vérifié, en interdisant la plupart des dissections de cadavres. Il croyait donc que les veines véhiculaient le

---

1. Un *yeoman* est un paysan libre d'Angleterre possédant ses terres. Ce terme comporte, au XVIe siècle, une notion de paysan nanti.

2. Galien avait écrit : « Il faut connaître et révérer la sagesse, la toute-puissance, l'amour infini et la bonté du créateur de l'Etre. » Cette croyance de Galien en l'existence d'un Dieu unique, créateur du corps humain, incitera l'Eglise à adopter sa doctrine et à l'imposer comme la seule valable. Ainsi, pendant longtemps, s'opposer à Galien signifiera s'opposer à l'Eglise, ce qui explique sans doute son influence quasi constante auprès du corps médical jusqu'à la période dont on parle (soit pendant mille quatre cents ans !).

sang vers la périphérie, alors que les artères ou l'aorte[1] ne contenaient que de l'air...

Alors comment allait-il interpréter ce qu'il venait de constater, ces valvules veineuses qui s'opposaient à un flux centripète ?

« Je pense, écrivit-il après mûre réflexion, que la nature les a créées pour retarder jusqu'à un certain point le cours du sang, pour l'empêcher de couler à flots ou en totalité, à l'instar d'un fleuve, soit vers les mains, soit vers les pieds... »

Fabuleux ! Fabrice était considéré comme l'un des hommes les plus intelligents de son temps et sans doute, jusqu'à un certain point, l'était-il.

William reprit l'expérience à plusieurs reprises sur des patients ou des collègues. Il s'agissait de mettre en place un garrot à la racine du bras en leur faisant serrer un bâton. Il constata que les veines se gonflaient de la périphérie vers le centre du corps, comme si le sang se dirigeait bien vers le cœur et non pas vers les doigts. Quand on lâchait ce garrot, les veines se vidaient brutalement. On ne voyait pas comment ces valvules auraient été positionnées pour limiter la circulation d'un flux inverse. Non, il fallait se rendre à l'évidence, les veines fonctionnaient bien dans le sens contraire à celui décrit par Galien et les valvules de Fabricius étaient orientées correctement pour empêcher tout reflux !

De toutes ces remarques et réflexions, William n'en dit rien à son patron. Il conserva avec lui les meilleures relations du monde, et bien longtemps après son retour en Angleterre, son diplôme de médecin dans la poche de sa toge, il continua de correspondre avec celui qu'il considérait malgré tout comme son maître. Il avait gardé de lui l'expérience des vivisections sur les petits animaux à sang froid, dont le système circulatoire était très résistant et lui permettait de prouver ce qui lui « tournait » dans la tête.

1. Nom grec employé par Hippocrate pour signifier les bronches.

La grenouille fut son animal favori. Il plaça des ligatures sur les veines caves et constata que le cœur alors se vidait. Qu'on les enlevât et il se gonflait à nouveau. Si l'on plaçait en revanche cette ligature sur l'aorte à la sortie du cœur, il gonflait terriblement au risque de se rompre… Le cœur était donc bien un moteur, la pompe d'une circulation qui se faisait vers les artères et qui revenait par les veines. Comment le sang passait-il de l'un à l'autre dans les organes et les membres ? Harvey ne pouvait pas voir les capillaires, alors il les nomma « porosités des tissus ». Il savait bien qu'un autre allait venir après lui[1] pour les décrire. Le sang n'était pas en fabrication permanente, comme le croyait Galien, mais la quantité totale de sang était constante, et en mesurant le volume des ventricules et le rythme des contractions, puis en multipliant l'un par l'autre, on obtenait le débit du cœur ! Et puis lui qui avait eu la chance de disséquer de nombreux cadavres et qui avait lu l'œuvre du grand Vésale, il avait vérifié que la cloison du cœur était bien étanche entre les cavités droites et gauches, et non pas perforée. Il avait vérifié que Colombo[2] avait raison et qu'il existait bien une petite circulation qui permettait au sang d'atteindre les poumons puis de revenir au cœur…

Tout était prêt. C'était aussi révolutionnaire que le cours des planètes autour du Soleil des dissertations de l'Albergo et intellectuellement, ça s'en inspirait ! Il publia son *De motu cordis* en 1628, 72 pages, rien à en retrancher, rien ou

1. Ce fut le Hollandais Van Leeuwenhoek qui observa les capillaires contenant des globules rouges en 1673. Rappelons que Galilée avait également décrit un microscope, même si son invention du télescope est restée plus célèbre.

2. Realdo Colombo, successeur de Vésale et prédécesseur de Fallope à Padoue, avait décrit la circulation pulmonaire et le trajet du sang veineux à travers le poumon. Fait qu'avait d'ailleurs décrit avant lui Ibn Nafis en 1242, au Caire. Il ne fut traduit en latin qu'en 1547, par le médecin italien Andrea Alpago de Belluno qui avait séjourné à Damas. Proche de la vérité, Colombo ne put pas cependant se séparer de l'idée de Galien qui faisait du foie l'organe moteur du sang.

presque à y ajouter. Fitzer[1], son éditeur, en avait assuré tous les frais, tant il était enthousiasmé par le propos de l'auteur.

Harvey savait qu'il allait déclencher foudres et tonnerres. Prudent, il n'oubliait rien. Ni Servet brûlé par Calvin à Genève, ni Vésale condamné à mort par l'Inquisition, et il se cantonna dans une réponse prudente à ses détracteurs, sans mettre d'huile sur le feu des bûchers, sous la protection de son roi, Charles Ier, qui avait le bon goût de croire à ses théories. Quelques années plus tard, le grand Galileo lui-même fut contraint d'abjurer ses déclarations! «*E pur si muove!* Et pourtant, elle tourne[2]... », aurait-il ajouté, après avoir juré que la Terre était plate! Le danger était partout, il fallait rester vigilant.

Mais il fallait enseigner et transmettre. William en était persuadé. Pour fabriquer, si possible, des générations moins stupides, plus instruites, plus tolérantes. Rien ne l'empêchera d'enseigner à ses élèves.

Petit, trapu, toujours courtois, il impressionnait par ses yeux noirs, vifs et pétillants, par ses phrases percutantes ponctuées de gestes amples ou martelées avec la dague qu'il avait rapportée d'Italie, témoin secret de ses années de jeunesse...

*

Paris, quelque soixante-dix ans plus tard.

En 1672, année où Molière écrivait *Le Malade imaginaire*, le conflit n'était toujours pas éteint, loin de là. Mais le parti des circulateurs s'était renforcé. Il en venait parfois aux mains avec le parti des anticirculateurs, maîtres de

---

1. William Fitzer était un jeune imprimeur anglais installé à Francfort.

2. C'est en 1633, cinq ans après la publication du livre d'Harvey, que Galilée, alors âgé de soixante-dix ans, est condamné à la prison à vie par l'Inquisition. Il a été obligé de renier tout ce qu'il enseignait concernant le système héliocentrique. En revanche, cette fameuse phrase a toute chance d'être un mythe. Elle a l'avantage cependant d'exprimer magnifiquement la rébellion et la science contre le dogmatisme et l'ignorance. Galilée, lui, ne sera réhabilité par l'Eglise qu'en 1992.

l'université, ce qui pouvait parfois nécessiter l'intervention de la maréchaussée.

Après les salons parisiens, la Cour s'émut aussi, et l'on commença à échanger des propos aigres-doux à Versailles entre partisans et adversaires d'Harvey.

Louis XIV finissait par être excédé par ce remue-ménage. Que le sang circulât ou non, le roi n'en avait aucune idée, mais il lui semblait qu'il devait trancher pour faire taire cette ridicule querelle qui n'avait que trop duré. Bien sûr, sa faculté avait pris parti contre, mais le roi savait se méfier de ceux qui croyaient toujours avoir raison. Il interrogea le chirurgien de la reine, Pierre Dionis, un homme qu'il appréciait. Celui-ci, fidèle de Descartes, avait été convaincu par le maître de l'importance de la découverte d'Harvey. Il s'en ouvrit à son auguste patient avec passion et finesse.

Si bien que le roi, on l'a vu, d'une façon qui ne tolérait aucune discussion, imposa au Parlement d'ouvrir le Jardin du Roi où serait dispensé un enseignement qu'il confia à Dionis. Les mots de Louis XIV furent sans concession :

— On y enseignera l'anatomie de l'homme suivant la circulation et les dernières découvertes.

Le roi avait tranché. C'était la première fois que le pouvoir politique prenait parti en France dans le domaine des sciences de la vie. Ce n'était qu'un début. Mais un début en fanfare !

En février 1673, Molière joua *Le Malade imaginaire* comme il l'avait prévu. Le roi avait applaudi à tout rompre à la première de la pièce, prouvant ainsi sa réconciliation après l'affaire du *Tartuffe*.

Néanmoins lui, Molière, allait de plus en plus mal. Il eut plusieurs douleurs, malaises et quintes de toux sur scène. Les spectateurs, habitués aux performances d'un tel acteur, pensèrent tout simplement qu'il jouait magnifiquement son rôle. Les comédiens de la troupe comprirent, eux, que Molière surpassait ses limites. A la quatrième représentation, il perdit connaissance. Le rideau fut tiré.

Il fut emmené chez lui, rue de Richelieu, où il mourut.

Le combat était fini. Les anticirculateurs, élèves d'Hippocrate et de Galien, avaient perdu leur combat d'arrière-garde, et une nouvelle génération de médecins allait s'imposer.

Quant à La Fontaine, toujours élégant et léger, il voulut montrer, en quelques vers, que le message d'Harvey, lui en tout cas, il l'avait bien compris !

Deux portes sont au cœur ; chacune a sa valvule,
Le sang source de vie est par l'une introduit,
L'autre huissière permet qu'il sorte et qu'il circule,
Des veines sans cesser aux artères conduit...

Harvey, un modèle de recherche médicale

A la fin des années 1980, j'eus la chance de rencontrer Gilbert Gadoffre. Il m'avait demandé de réfléchir sur ce qui pourrait caractériser l'acte créateur en médecine, en vue de la prochaine réunion de l'Institut Collégial Européen. J'étais à vrai dire très flatté qu'un intellectuel de la trempe de Gilbert Gadoffre demandât, au jeune agrégé de chirurgie cardiaque que j'étais, de participer comme orateur à une aussi prestigieuse assemblée. Flatté certes, mais aussi terrorisé !

J'aimais et j'admirais beaucoup Gilbert. Son érudition, sa profondeur, son extrême civilité, sa capacité d'écoute et son vibrant enthousiasme en faisaient le maître à penser idéal. Il réunissait tous les ans ses collègues et ses amis dans son « Logis des Montains », à Loches, en Touraine. « Un pays réellement civilisé ! » aimait-il à dire.

Le thème abordé était différent chaque année. Le résultat de ce colloque devait aboutir à une publication. Cette fois, le thème choisi était « l'acte créateur ». Il devait se décliner dans toutes les activités artistiques ou intellectuelles, de l'architecture aux mathématiques en passant par la sculpture ou la médecine. Une brochette de conférenciers parmi les plus renommés avait été pressentie et, toute honte bue, je me sentais bien ignorant pour parler devant une telle assemblée.

— Vous avez choisi de prendre le cas Harvey pour exemple. C'est un bon choix. Il faudra bien expliquer en quoi sa démarche se distingue des autres activités de recherche en médecine, m'avait rassuré Gilbert.

Rien n'était plus facile que de s'emballer pour l'œuvre d'Harvey, et bien d'autres l'avaient fait avant moi. Dans le monde de la cardiologie, il tenait la vedette incontestée. Mais le distinguer des autres découvreurs-médecins était plus délicat. Cela supposait de définir ce que pouvait être la recherche médicale, tenter une classification sans pour autant imposer un classement.

Après réflexion, je me lançai donc pour distinguer trois grands domaines de la recherche en médecine, en y suggérant naturellement une certaine hiérarchie. Ce choix, très personnel, allait probablement susciter de mes savantissimes auditeurs remarques et critiques. Mais après tout, cela faisait partie de la règle du genre...

J'exposai tout d'abord le plus simple : la recherche du médecin-ingénieur qui, copiant ou non la nature, inventait une prothèse d'organes, une machine qui soignait ou qui voyait plus profondément le corps humain. Les exemples ne manquaient pas : la prothèse artificielle de hanche, le laser pour recoller la rétine ou le fibroscope qui se déplaçait à l'intérieur du tube digestif. Derrière toutes ces inventions se cachait un médecin, obnubilé souvent par une question posée par ses malades et qui cherchait à la résoudre en s'aidant des compétences des ingénieurs !

Puis je définis la découverte du médecin-observateur. Savoir observer est sans doute la plus importante qualité du médecin. Mais savoir poser la question pertinente dans la multitude des faits qui se contredisent ou se masquent est sans doute plus difficile. J'avais toujours été admiratif de ceux qui se révélaient capables d'imaginer un axe de recherche à partir de la plus simple des constatations. Ainsi le professeur John Vane, avec qui j'avais eu la chance de travailler, s'était posé une question à partir d'un fait évident, quasiment un truisme : « Le sang coagule sur toutes les surfaces biologiques ou artificielles, mais ne coagule pas dans les vaisseaux sanguins ! » Question stupide s'il en était, puisque si le sang fabriquait des caillots dans les artères ou les veines, obstruant ainsi la circulation, la vie des animaux supérieurs n'aurait pas été possible. Et pourtant John Vane, poursuivant son raisonnement, ajoutait : « Si le sang ne coagule pas dans les vaisseaux, c'est que ceux-ci produisent une substance qui les en empêche. Je vais la découvrir ! » Et, avec son complice Moncada, il passa à la moulinette des kilos d'aorte de lapin, pour découvrir enfin cette substance magique, capable d'empêcher les plaquettes du sang d'adhérer, cette prostaglandine qu'il a appelée la prostacycline. Si bien que, tout compte fait, cette question stupide lui valut le prix Nobel.

Et enfin je voulais mettre à part les quelques cas où la découverte, souvent issue, elle aussi, d'une observation banale, entraînait un tel bouleversement des connaissances qu'elle imposait à son auteur un effort d'imagination et de créativité dépassant la démarche habituelle du chercheur.

J'aurais pu choisir Pasteur, mais, cardiologue, je préférai choisir Harvey.

Harvey qui observait bien, avec son maître Fabricius d'Acquapendente, que la mise en place d'un garrot sur le bras faisait gonfler les veines de l'extrémité du membre : observation de base ! Mais qui, contrairement à l'interprétation de son maître, galéniste en diable, parvenait à imaginer que le sang revenait par cette voie au cœur d'où il était parti ! Il lui fallut plusieurs années pour mûrir cette idée. De retour en Angleterre, il put envisager les expériences qui allaient lui prouver la véracité de son hypothèse. Car il serait juste de rappeler que, trois siècles avant les Magendie et les Claude Bernard, Harvey posait aussi les bases de la médecine expérimentale...

Formidable effort d'imagination que cette circulation ! Alors que depuis mille cinq cents ans les médecins avaient, ancré dans la tête, que le sang se formait dans le foie à partir des aliments, qu'il circulait par les veines grâce à de grands mouvements de flux et de reflux comparables à la marée, qu'il passait du ventricule droit au ventricule gauche par une paroi poreuse[1], qu'il se chargeait là de chaleur, et qu'enfin arrivé aux extrémités du corps, il ressortait de l'organisme sous forme de transpiration...

Je fis mon exposé devant un auditoire attentif, un peu ému au début, puis rapidement ragaillardi. J'étais toujours à l'aise à l'oral !

A la fin de l'envoi, il ne restait plus qu'à attendre les critiques.

Elles ne vinrent pas ! J'en étais presque déçu. Au contraire, des louanges sur ma description de l'œuvre d'Harvey, sur mon rapprochement avec la présence de Galilée au même moment à Padoue... Enfin la bénédiction affectueuse du grand pape, Gilbert Gadoffre.

Avec le recul, j'ai souvent remarqué qu'un exposé sur la chose médicale à des non-médecins provoquait, chez eux, une réticence à s'approprier les éléments de ce discours, comme si les mots de la médecine, même si l'on évitait la jargonophasie, créaient une distance et décrivaient des phénomènes qui se nimbaient naturellement de mystères. Finalement Diafoirus, lui non plus, n'était pas mort, et nous, ses descendants, savions, même inconsciemment, en jouer à notre aise...

---

1. Qui n'existe pas ! Le septum interventriculaire est imperméable. Le moindre orifice à ce niveau est pathologique et nécessite habituellement une fermeture chirurgicale.

6

La variole et les laitières...

Où l'on fait connaissance avec Jenner, un des médecins de campagne les plus attachants de l'histoire, confronté à l'épidémie de variole d'Angleterre. Où, au cours de ses visites, il observe que les filles de ferme contractent une maladie des vaches mais ne sont pas atteintes par la variole. Où il invente la vaccination sans savoir ce qu'est un virus et sans avoir la moindre notion de ce qui allait devenir l'immunologie...

La variole, la petite vérole, la grande tueuse de l'histoire !

Aujourd'hui disparue (sauf des laboratoires d'armes bactériologiques), elle a sans doute tué un quart de la population des hommes depuis la création du monde. Ubiquitaire, elle a agi sur tous les continents en se propageant presque plus vite que ceux qui la véhiculaient. Egalitaire, elle a touché les manants et les rois, les riches comme les pauvres, sans distinction et sans préférence. Possessive, elle a laissé par de profondes cicatrices sa trace indélébile à tous ses rescapés...

La peste antonine, à Rome, a tué cinq millions de personnes, enfin, à un million près. Les historiens pensent qu'il s'agit d'un des éléments qui précipitèrent la chute de l'Empire. Cette peste (toutes les fièvres éruptives de l'Antiquité et du Moyen Age étaient dénommées pestes), c'était la variole.

Lorsque les Espagnols conquirent l'Empire aztèque en 1518, ce pays comptait vingt-cinq millions d'habitants. En 1620, il en survivait seulement un million et demi. Cortès avait amené une alliée bien plus puissante que ses conquistadores, et la variole avait finalement vaincu les Aztèques[1].

Une épouvantable épidémie sévit en Europe au XVIIIe siècle : quatre cent mille personnes mouraient de la variole chaque année. En France, Louis XV, lui-même, fut atteint et mourut dans un horrible tableau frisant la décomposition vivante. Les manants et les rois !

Voltaire écrivait : « La moitié en meurt, l'autre est défigurée » ; raccourci un peu rapide, puisqu'il disait l'avoir subie, s'en être remis et avoir gardé visage aimable...

Quant à l'Angleterre, elle était particulièrement touchée.

*

C'est là qu'il faut introduire un personnage original dans cette histoire : le petit Edward. Le petit Edward Jenner.

A quatorze ans, il fut embauché comme apprenti chez le chirurgien de Sodbury, village du Gloucestershire, comté où il avait vécu depuis sa naissance. Ce M. Ludlow n'avait rien d'un chirurgien tel qu'on se l'imagine de nos jours : l'essentiel de son travail consistait à utiliser les lancettes, lancettes qu'il entretenait et aiguisait avec soin. Ces instruments étaient le véritable symbole de son métier de chirurgien ambulant. Avec ses lancettes, il perçait les abcès, coupait les veines des bras pour réaliser les saignées ordonnées par

1. Il faut dire qu'en contrepartie les Indiens transmirent aux Espagnols la syphilis, celle qu'on nomma bientôt le mal français ou grande vérole. Finalement, il s'est agi d'un échange de vérole, la grande contre la petite...

les médecins du cru et réalisait d'autres petits gestes nécessitant des incisions dans toutes les localisations et dans toutes les positions. Et puis, il rasait aussi les barbes, car il fallait bien gagner sa vie. Il appartenait à la confrérie royale des « barbiers-chirurgiens ».

Ce travail plaisait bien à Edward, et il accompagnait son maître dans toutes ses tournées, en l'assistant dans ses tâches. En fait, le travail de l'assistant était surtout de maintenir fermement le sujet qu'on incisait à cru sans anesthésie, pour l'empêcher de bouger et de se blesser. Il fallait également nettoyer et aiguiser les instruments : rien n'était pire, rien n'était plus douloureux qu'une incision effectuée avec une lame ayant perdu son fil... C'était Edward le responsable du fil des rasoirs de son maître !

M. Ludlow avait tout de suite remarqué de solides qualités chez Edward. D'abord, il ne fallait jamais lui répéter les choses, il les avait comprises dès la première explication et parfois même avant. Ensuite, il était observateur : il avait l'art de découvrir la petite pustule cachée sur le corps d'un patient, de repérer la zone où l'abcès devenait plus mou, indiquant qu'il était mûr et qu'on pouvait l'inciser de façon efficace car le pus était alors collecté.

Après huit ans d'apprentissage, M. Ludlow lui dit :

— Edward, tu en sais déjà autant que moi. Il faut que tu partes à Londres pour étudier. Tu vaux mieux qu'être un simple barbier-chirurgien comme moi. Tu dois apprendre l'anatomie et la chirurgie sous l'autorité d'un grand maître. Dès la semaine prochaine, tu assisteras aux cours de John Hunter. Son école est la plus fameuse de Londres.

John Hunter était en effet le plus remarquable anatomiste-chirurgien de son temps. Il avait étudié à Oxford pour devenir médecin, mais avait choisi de ne pas soutenir sa thèse et préféra embrasser la carrière de chirurgien militaire.[1] Après trois ans de campagne, il avait décidé de se consacrer à la pratique de la chirurgie (il devint même le chirurgien personnel du roi George III) et surtout à l'enseignement. D'abord préparateur dans l'école de son propre frère, il ouvrit la sienne en 1764. Quand Jenner s'inscrivit en 1770 à ses cours et démonstrations, il était au faîte de sa gloire, entouré de disciples très attentifs et de curieux attirés par son enseignement particulièrement tonique.

Entre le grand John et le jeune Edward qui était son pensionnaire, le flux circula vite. Hunter, habitué à former des élèves, avait immédiatement perçu les qualités de Jenner. Il le prenait souvent à part, lui demandait de l'accompagner dans ses visites en ville et de l'assister dans ses opérations. Il cherchait à lui communiquer le meilleur de son expérience :

— Ne crois rien, essaye..., répétait-il.

Edward observait de ses grands yeux bleus, contemplant le monde avec un bon sourire, apparemment distant des réalités premières. Pourtant tout s'enregistrait dans sa tête avec une précision absolue, d'autant plus étonnante qu'il ne développait pas vraiment d'efforts pour y parvenir.

— Edward, tu dois continuer tes études. Tu dois passer une thèse à l'université, lui disait John, tout en continuant de préparer son millième cadavre.

Hunter avait rassemblé dans les vastes locaux de son école des centaines de coupes de corps humains et des dissections de sujets en position anatomique, qu'il conservait dans le glycérol. Ces préparations lui permettaient d'illustrer ses cours.

Ce jour-là, sur un cadavre frais, il disséquait une aponévrose à la partie basse de la cuisse qui recouvrait l'émergence de l'artère fémorale superficielle.

---

1. Il n'est pas nécessaire, à cette époque, en Angleterre d'être « thésé », donc médecin, pour exercer la profession de chirurgien.

— Tu vois, Edward, sous cette aponévrose[1] et en dessous d'elle, l'artère n'est plus recouverte par aucun des muscles de la cuisse et on peut facilement l'aborder avant qu'elle ne se dirige vers les condyles de l'os fémoral. Tiens au fait, Edward, toi qui dis toujours que tu n'es qu'un paysan passionné par la nature, le capitaine James Cook nous a déposé après son voyage aux Indes un foutramini de plantes séchées, d'animaux plus ou moins bien conservés et d'objets de toutes sortes. Sir Joseph Banks voudrait qu'on les classe[2]. Ça te fera un peu d'argent...

Edward appréciait. Il adulait Hunter. Celui-ci était devenu son père spirituel. Il aurait tout fait pour lui, qui le lui rendait bien. Sur un seul point, cependant, il ne transigeait pas :

— Je serai médecin de campagne à Berkeley.

— Mais oui, mais oui, continuait Hunter. Mais avant cela, tu as tellement de choses à faire...

— Mais, monsieur, qu'y a-t-il de plus beau que d'être *general practitioner* dans la province anglaise ?

— Je ne sais pas, Edward, répondait Hunter, qui ne s'était jamais posé une telle question. Au fond, peut-être as-tu raison ?

*

Quelques années passèrent et Edward, toujours déterminé, était devenu médecin de campagne dans son pays natal.

Ce matin-là, Edward avait attelé son cheval, car il devait faire une visite dans plusieurs fermes des environs de

---

1. Une aponévrose est une membrane fibreuse qui enveloppe les muscles, les joint ou les sépare, constituant alors une « loge ». L'aponévrose que décrit Hunter à Jenner porte maintenant son nom, c'est un repère essentiel en chirurgie vasculaire.

2. Banks et Cook ont dû être contents du travail de Jenner, car Cook lui proposa avec insistance de participer à son second voyage comme naturaliste. Jenner dut se défiler en arguant qu'il devait retrouver son frère aîné et s'installer dans le Gloucestershire pour se rapprocher et soutenir sa famille...

Berkeley. Des cas de variole lui avaient été signalés. La grande tueuse reprenait du service dans le comté du Gloucestershire. Il faudrait faire bien attention à la contagion. Son angoisse n'était pas tant d'être lui-même malade que de contaminer Catherine ou l'un des enfants.

Eh oui, Edward s'était marié et il était très heureux avec sa femme Catherine dans « The Chantry », une grande et belle maison qu'ils avaient achetée dans sa ville de naissance : Berkeley. La rencontre avec Catherine Kingscote avait été, il faut le dire, dans le plus pur style Jenner : romantique et inattendu. En fait Edward, à l'instigation d'un autre chirurgien de la région, avait décidé de construire un ballon pour réitérer les expériences des Français Montgolfier, or lui avait choisi de construire un ballon en soie gonflé à l'hydrogène ! Dangereux, mais efficace...

Et voici notre Jenner, homme volant, sans doute l'un des premiers d'Angleterre, s'élevant depuis les hauteurs du château de Berkeley, dans les airs du Gloucestershire, sans savoir, par la force des choses, où les vents allaient le porter.

Ils le portèrent (Eole ayant fait alliance ce jour-là avec Eros) vers le parc de la propriété de M. Kingscote, à 22 miles de Berkeley. Cet Anthony Kingscote était père de trois filles en âge de convoler, qui virent descendre du ciel, dans une machine invraisemblable, le plus séduisant et sympathique des médecins ambulants... Catherine était la plus douce et la plus belle des filles Kingscote ; l'affaire était dans le sac.

Traîné par son cheval, le Dr Jenner[1] se laissait attirer par le spectacle de la nature qu'il aimait tant. Les oiseaux en particulier n'avaient pas de secret pour lui. Il venait de faire une communication à la Royal Society pour décrire les

1. Jenner fut fidèle aux instructions d'Hunter avec lequel il continua de correspondre longtemps : il obtint le titre de docteur en passant sa thèse de doctorat en médecine en 1792 à l'université St. Andrews.

mœurs du coucou, cet oiseau qui nichait chez les autres et se débarrassait de leurs œufs pour s'y trouver seul à l'aise ! Des coucous, il y en avait aussi chez les hommes. C'était une autre histoire. Et puis, il avait aussi observé que de nombreux oiseaux se regroupaient à la fin de l'été pour migrer vers d'autres continents au-delà des mers. On croyait, en Angleterre, qu'ils se cachaient pour hiberner !

Pour le moment c'était bien la recrudescence de la variole qui le préoccupait. Plusieurs de ses patients des environs en étaient déjà morts au cours du mois précédent. Il se souvint alors d'une croyance populaire qu'il avait glanée en parlant avec les fermiers du pays : les filles de ferme ne contractaient jamais la variole ! En parlant avec eux, ce qui était son habitude (ils les connaissaient tous depuis l'enfance), on lui avait rapporté à plusieurs reprises un petit dicton populaire :

— Si tu veux une femme qui n'aura jamais de cicatrices sur la figure, marie une laitière !

En effet, jamais il n'avait observé la variole chez aucune de ces filles. On ne pouvait pas dire pourtant qu'elles étaient particulièrement propres ou soignées... Leur mains étaient sales, souvent pleines de terre, avec des pustules qui remontaient sur les avant-bras. Parfois elles s'infectaient. Il fallait les panser. Il en avait déjà examiné un bon nombre. Facile, car dans l'ensemble elles n'étaient pas farouches. Il avait pu les déshabiller complètement pour rechercher des boutons sur leurs corps blancs. En deux temps trois mouvements, elles se débarrassaient de jupes, cotillons et corsages, éventuellement dans une grange. Examen qu'il avait bien de la peine à obtenir des bourgeoises dont la pudeur ne tolérait d'exhiber leur peau que très parcimonieusement, et seulement en présence de leur mari ! Il en avait rencontré qui étaient prêtes à lui témoigner sur-le-champ et dans le plus simple appareil toute la gratitude qu'elles lui portaient de prendre ainsi autant d'attention à leur état !

Il en avait examiné, pourtant, des torses et des bancales, des girondes parsemées de taches de rousseur du nez jusqu'au pubis, des enceintes qui s'ignoraient, des tousseuses qui crachaient déjà le sang et le pus de leurs cavernes pulmonaires, des vérolées exhibant leur chancre syphilitique sur le bas-ventre. Mais, chez toutes ces filles, la variole, quand il réfléchissait bien, il ne l'avait jamais vue...

C'était peut-être cette maladie de la vache, qu'on appelait le cow-pox ou vaccine, qui pouvait se transmettre à l'homme par contact et donc aux trayeuses ou aux garçons de ferme, sous forme de pustules plus ou moins profondes sur les mains et les avant-bras ?

L'une de ces laitières s'occupait justement des soins d'Andrew Constable qui venait d'être touché par la maladie. Jenner le connaissait bien, ils avaient fréquenté la même école élémentaire. Pendant quelques jours, Andrew s'était senti fébrile avec des petits frissons et un franc mal de gorge. « J'ai dû prendre froid, je ne vais pas déranger Edward pour cela », se dit-il.

Le lendemain, il avait mal à la tête et, le surlendemain, une multitude de petites vésicules confluentes lui poussaient sur le visage, le dos, le thorax et la paume des mains. Jenner arriva immédiatement. Le diagnostic était trop évident.

Il mit son malade en quarantaine, interdit au reste de la famille de l'approcher : la contamination se faisait par le souffle ou le contact direct. Et il demanda à Daisy, la trayeuse de vaches de la ferme voisine, d'assurer les soins de son ami. Au passage, Jenner s'était assuré que Daisy avait bien fait la vaccine, qu'elle portait sur les avant-bras les cicatrices caractéristiques, et qu'elle n'avait jamais été contaminée par la variole.

Malgré les potions et les onguents, Andrew mourut, victime anonyme parmi celles, innombrables, de la grande tueuse. Mais Daisy se porta comme un charme et, quinze jours après, elle se portait tout aussi bien, témoignant triomphalement de son immunisation.

La conviction de Jenner était faite[1].

*

En réalité, on savait depuis longtemps que la variole elle-même, si elle ne tuait pas le patient, était immunisante. La réinfection était en effet apparemment impossible, et depuis longtemps déjà, dans de nombreux pays, on pratiquait la variolisation[2], c'est-à-dire l'injection volontaire de liquide de vésicules varioleuses à des sujets sains pour leur éviter la maladie. On était censé choisir le liquide provenant de

1. En France, certains avaient observé la même chose. Et dans la campagne, on appelait la vaccine de la vache : la « picote ». Jenner en avait été informé. Il savait, vraisemblablement, que dans le Languedoc un pasteur dénommé Pommier considérait l'inoculation à l'homme de la picote des génisses comme le meilleur traitement préventif de la variole, picote et variole étant, disait-il, la même maladie.

2. Sa première mention écrite a été effectuée par Aaron, médecin d'Alexandrie. Dès le XIe siècle, les Chinois pratiquaient la variolisation par voie nasale : il s'agissait d'inoculer une forme qu'on espérait peu virulente de la maladie en mettant en contact la personne à immuniser avec le contenu de la substance suppurant des vésicules d'un malade. Le résultat restait cependant aléatoire et risqué, le taux de mortalité pouvait atteindre 1 ou 2 %. La pratique s'est progressivement diffusée le long de la route de la soie. En 1701, Giacomo Pylarini réalise la première inoculation à Constantinople.

La technique fut importée en Occident en 1717 par les travaux et observations d'Emmanuel Timoni, médecin de l'ambassade d'Angleterre à Istanbul, qui publia un traité sur l'inoculation. Lady Mary Wortley Montagu, la femme de l'ambassadeur d'Angleterre en Turquie, qui portait elle-même sur son visage « d'un mal si redouté le fatal témoignage », lui servit de publicité dans la cour des grands, véritable monde médiatique de l'époque.

C'est Tronchin, un médecin suisse, qui l'introduisit en France en inoculant les enfants du duc d'Orléans en 1756. Daniel Bernoulli démontra, véritable travail de santé publique, que, malgré les risques, la variolisation généralisée permettrait de gagner un peu plus de trois ans d'espérance de vie à la naissance. Elle suscita cependant l'hostilité de nombreux médecins. La faculté de médecine de Paris, consultée par le Parlement, rendit un arrêt le 8 juin 1763, par 52 voix contre 26, en faveur de l'inoculation. Pour une fois, le conservatisme français se révéla justifié !

malades dont la maladie avait été légère. Malheureusement, les résultats étaient aléatoires, certaines personnes mouraient, d'autres contractaient une forme normale de la maladie avec des cicatrices épouvantables, d'autres une forme atténuée, but idéal de la variolisation. Enfin, effet plus pervers, certains n'avaient aucun signe, mais restaient, en revanche, exposés à attraper la maladie !

Il fallait oser, Jenner osa...

*

Sa consultante, cet après-midi-là, attendait dans le vestibule de « The Chantry ». Elle n'osait pas s'asseoir, impressionnée par les lieux. C'était une belle fille bien en chair, le cheveu blond débordant de son bonnet de paysanne, arborant une abondante poitrine d'un blanc laiteux dans l'échancrure de son corsage. Elle était manifestement en proie à la plus vive agitation et sautait d'un pied sur l'autre. Quand Jenner vint la chercher, elle l'aborda avec angoisse :

— M'sieur Edward, est-ce que j'allons pas être défigurée par la vérole ?

— Pourquoi me demandes-tu cela, Sarah ? répondit Jenner, qui avait déjà vu les pustules sur le bras droit de la fille et avait déjà compris toutes les raisons de son émoi.

— Mais regardez donc les horribles choses qui m'envahissent...

Elle exhibait plusieurs pustules au niveau des mains et cinq grosses sur le gras du bras. Elle avait attendu avant de consulter, car on n'était pas bien riche à la ferme. Le stade des vésicules était largement dépassé et la maladie creusait maintenant le derme pour y laisser sa cicatrice indélébile. Jenner vérifia bien qu'il n'y avait pas de pustules sur le reste du corps de Sarah et l'interrogea :

— Dis-moi, Sarah, tu es bien laitière chez Maître Turner dans la grande ferme sur la route de Sodbury ?

— Oui, m'sieur.

— Tu n'aurais pas eu une vache malade ces derniers temps avec des petits boutons sur le pis ?

— Si, pour sûr, m'sieur. J'avons bien eu la Blossom avec la mamelle comme vous dites.

— Ecoute, ma fille, lui dit Jenner. Non seulement tu n'auras pas de pustules sur le visage, mais en plus, tu ne feras jamais la petite vérole. Quant à tes pustules sur les bras, elles vont guérir. Mais avant cela, Sarah, tu vas me rendre un service. Reviens demain à la même heure, j'aurai besoin de toi !

— Pour sûr, m'sieur Jenner, j'y s'rai. Et je vous embrasserais ben pour la bonne nouvelle...

*

Le lendemain, on était le 1er juillet 1794, il faisait un temps superbe sur la campagne du Gloucestershire, presque chaud. Edward avait convoqué Mme Phipps et son fils de huit ans, James. Les Phipps étaient des laboureurs sans terre, employés dans les grosses fermes du voisinage. Il avait décidé d'inoculer le liquide que contenait l'une des pustules de Sarah sur le bras du petit James, qui n'avait jamais fait la variole et dont la mère s'était montrée inquiète devant l'épidémie et l'avait déjà interrogé à plusieurs reprises sur l'intérêt d'une variolisation chez son fils :

— J'ai très peur pour James. Vous pensez réellement que la variolisation peut être dangereuse ?

— Beaucoup en sont morts, madame Phipps. Mais j'ai une idée qui pourra peut-être faire beaucoup mieux. Je vous préviendrai quand je serai prêt.

La grosse Sarah était à nouveau tout intimidée. Elle tendit son bras. Jenner souleva la croûte de la pustule avec sa lancette et recueillit le liquide purulent verdâtre qui occupait le fond de la petite cavité. Puis il effectua avec la même lancette une scarification sur la face externe du bras de James, qui poussa un petit cri de surprise.

— Allons, James, montre à ta mère, à Sarah et à moi que tu es un homme !

Les deux femmes, deux paysannes, immobiles, retenant leur souffle, étaient penchées sur le petit bras de l'enfant, scrutant les gestes du chirurgien.

— Vous êtes sûr, Dr Jenner..., ne put s'empêcher d'avancer la mère de James.

— Certain, madame ! répondit Edward.

Il prit bien soin d'étaler le pus dans la petite plaie qu'il avait créée et recouvrit le tout par un léger fragment de charpie propre, qu'il fixa autour du bras.

L'étape suivante était capitale pour la démonstration. Etait-elle raisonnable ? Après avoir vérifié que la vaccine avait bien « pris » sur James, il fallait aller jusqu'au bout du raisonnement et tout faire pour qu'il attrapât la variole.

Aujourd'hui, une telle démonstration supposerait une démarche complexe, dont l'énumération du nombre de comités nécessaires prendrait déjà bien des pages. Jenner, lui, s'imposa comme plus expéditif. Et il effectua ce qui s'appellerait maintenant, avec une once de réprobation, une « expérimentation humaine ».

En effet, six semaines plus tard, Jenner inocula délibérément à son petit patient le liquide d'une vésicule varioleuse. Il n'avait que l'embarras du choix pour trouver le donneur. James supporta tout cela sans embarras avec une simple fièvre dans les jours qui suivirent, et il fut impossible de l'infecter par la terrible maladie. Jenner recommença six mois plus tard, sans aucune réaction.

La « vaccination » était née.

*

Comme tous les grands découvreurs, Jenner dut faire face au scepticisme et à l'incompréhension. Son rapport initial ne fut même pas publié par la Royal Society. Dès que ses travaux furent un peu connus du public, il dut subir une campagne de presse contre sa vaccination car bon nombre de gens, d'après les caricaturistes en tout cas, redoutaient qu'elle ne fît pousser sur leur front des cornes de vaches !

Beaucoup de ses collègues cependant l'appuyèrent et, après une requête du Parlement, il obtint du roi une somme de 10 000 livres pour continuer ses travaux sur la vaccination. Ce ne fut qu'en 1840 que la vaccination devint recommandée en Angleterre et qu'on y interdît la variolisation.

Napoléon vit tout de suite l'intérêt d'une telle découverte. Lui qui se préparait à envahir l'Angleterre ! En 1804, redoutant plus les virus anglais que leurs balles, il fit vacciner toute la Grande Armée au camp de Boulogne. Nul n'est prophète en son pays !

Fada N'Gourma, Haute-Volta, 1974

En 1974, on m'avait nommé chirurgien-chef de l'hôpital de Fada N'Gourma en Haute-Volta[1], et j'étais censé faire fonctionner, avec un groupe de coopérants, un hôpital de brousse, construit grâce à des crédits provenant de la générosité de la jeune Communauté européenne. Ce fut là, au fin fond de la brousse africaine, que je fus confronté, à propos d'un cas, au manteau noir du retour de la grande tueuse...

Il était 13 heures au soleil ; nous étions tous réunis sous le baobab, en sirotant les bières locales insipides et douceâtres, attendant Uri, notre médecin-chef suisse, pour être au complet. Les plaisanteries allaient bon train mais on s'étonnait de son retard, Uri était la ponctualité faite homme

1. Aujourd'hui Burkina Faso.

(ce qui n'est pas un vain mot pour un Suisse), surtout quand il s'agissait du déjeuner. Il arriva de son pas lent de montagnard, le visage grave, pour s'affaler dans un des fauteuils d'osier.

— Allez, prends une bière, Uri, tu sembles l'avoir bien méritée, lui dit Georges, notre intendant. Tu vas être heureux, je m'occupe bien du matériel aujourd'hui. J'ai pris la température du frigo. Après quatre heures sur « extra cold », j'ai tout de même pu obtenir 18 degrés au-dessus de zéro. Fais bien attention à ne pas prendre froid !

L'humeur n'était pas à la rigolade et les efforts de Georges pour détendre l'atmosphère tombèrent un peu à plat.

— Les gars, fit Uri, consterné, je crois que j'ai vu un cas de variole !

Nous nous regardâmes, un peu crispés, ne sachant pas très bien si nous allions éclater de rire ou prendre l'air sérieux qu'inspirait la situation.

— La variole ! Tu es sûr ? Tu as dû te gourer, dit Hervé, l'épidémiologiste, toujours amène, ce devait être une varicelle. Ça fait des lustres qu'on n'a pas vu de variole par ici ou ailleurs.

— Ecoute, je sais qu'on peut se tromper, mais pour le coup je suis sûr de moi. J'ai déjà organisé la quarantaine et j'ai mis la famille à part, à l'isolement.

Le vieux mythe de l'horrible maladie légendaire nous plongeait tous maintenant dans nos réflexions.

Nous, les toubibs, la variole, on n'en avait jamais vu. J'en avais bien appris les signes dans mes questions d'externat, vu quelques photos, mais je devais avouer ne pas les avoir particulièrement potassées, tant les chances que ce sujet tombe à l'examen étaient minces. On se retrouvait face à face avec cette petite vérole disparue de nos expériences, en principe disparue des cartes sanitaires depuis plusieurs années, comme si l'histoire de la médecine nous rattrapait au détour de la misère africaine.

Le soir, j'allai rendre visite à Youssef, le marabout du village, un peu imam, un peu sorcier, qui était mon meilleur correspondant pour les malades. Je lui racontai l'histoire. Il me regardait avec son ironie habituelle :

— Et toi, petit docteur, tu n'as pas peur d'attraper la petite vérole ?

— Mais, Youssef, je suis vacciné !

— Pourquoi, nous les Africains, on n'est pas vaccinés ? C'est encore une invention de tes laboratoires modernes !

— Mais pas du tout, Youssef, la vaccine, c'est vieux comme les vaches. C'est Jenner, un médecin anglais, il y a deux siècles, qui a inventé la vaccination. Tout ça parce qu'il regardait les filles de ferme traire les vaches.

— Qu'est-ce que tu me racontes encore, docteur. Qui est donc ton Jenner qui regarde les filles ?

— J'aime beaucoup Jenner, Youssef. Il est pour moi le type même de l'idéal médical. C'est un brillant jeune homme, élève du meilleur chirurgien de Londres, qui renonce à toute carrière brillante pour s'installer comme médecin de campagne.

— Il était amoureux ?

— Oui, il l'était de sa femme, mais il était aussi amoureux de la nature et fin observateur. En conduisant sa carriole pour visiter ses malades, il observait les mœurs des animaux et il a décrit les habitudes étranges du coucou, cet oiseau qui s'installe dans les nids des autres oiseaux...

— Drôle d'oiseau, ton docteur, fit Youssef en ricanant.

J'enchaînai et lui racontai l'histoire de la découverte de la vaccination.

— En flânant dans les fermes, il s'aperçut que les vachères avaient sur les mains des pustules qui ressemblaient à celles de la variole, c'était la vaccine, c'est-à-dire la variole des vaches...

— Tu voudrais être un Jenner ?

— Je suis tout de même plus modeste. Jenner était un médecin idéal parce que, sans fausse science, il observait, il imaginait, il traitait et il guérissait. Pour moi, le progrès en médecine est caractérisé par sa démarche. Il est basé sur l'observation et donc par le milieu et les circonstances : si Jenner n'avait pas été un médecin de campagne, il n'aurait pas observé les vaches et les vachères. Il est aussi aidé par des connaissances et des études : celles des signes de la variole, du développement de l'épidémie et de la protection des filles de ferme contre le fléau. L'intuition est géniale quand le rapprochement se fait entre vaccine et variole. Mais l'empirisme est total quant à la compréhension des mécanismes intimes de la vaccination. Peu importe, puisque d'autres, dans le futur, expliqueront ces résultats et que, dans le présent, les patients sont prémunis. C'est ça, l'ambition du médecin.

Youssef ricanait doucement.

— Mais qu'est-ce qui te fait rire, à la fin ? Je te parle de la Médecine avec un grand « M » et ça te fait rire...

— Ce qui me fait rire, grand docteur français, c'est qu'en me parlant de la médecine de ton Jenner, tu viens de me décrire la médecine africaine, la mienne, celle de l'expérience transmise, celle des recettes qui guérissent sans comprendre, celle que peut-être un jour des savants comme toi expliqueront.

La patiente de l'hôpital mourut. Mais ce n'était pas la variole. C'était le « monkey-pox », la variole des singes, tout aussi grave pour celui qui en était atteint, mais beaucoup moins contagieuse. Uri était mécontent, non pas de son erreur de diagnostic, qui était bien pardonnable tant les deux maladies étaient cousines, mais de n'avoir pu rapporter un cas d'une maladie que l'OMS avait considérée comme disparue de la surface du globe.

Et la peste, alors !

A notre époque d'écologie, il est bien de rappeler que certains équilibres naturels, s'ils sont rompus, peuvent aboutir à une catastrophe. C'est vrai pour les abeilles et les pesticides, ça reste vrai pour les épidémies.

Qu'est-ce qui fait plus peur aux hommes qu'une épidémie ? Punition divine, les épidémies ont occis plus d'êtres humains que leurs minables petites guerres !

Encore aujourd'hui, la grippe peut faire des ravages : grippe espagnole en 1918 qui fit plus de morts en France que la Première Guerre mondiale, grippe asiatique en 1957, grippe de Hong Kong en 1968, grippe porcine ou mexicaine en 2009... Indéfiniment, le génie évolutif du virus H1N1 mute dans de nouvelles expressions encore inconnues hier. Avec opiniâtreté, le génie humain s'adapte à l'ennemi en mettant au point de nouveaux vaccins. Combat sans fin, pour lequel les médecins se sont donné des armes, que les virus, fidèles acteurs de la sélection darwinienne, ne peuvent que chercher à contourner. Affaire à suivre. Longtemps, certainement.

Mais s'il existe un mot qui, à seulement l'évoquer, entraîne l'effroi, c'est bien celui de peste et de son corollaire, le pestiféré !

Un mal qui répand la terreur,
Mal que le Ciel en sa fureur
Inventa pour punir les crimes de la terre,
La Peste (puisqu'il faut l'appeler par son nom)
Capable d'enrichir en un jour l'Achéron,
Faisait aux animaux la guerre.
Ils ne mouraient pas tous, mais tous étaient frappés[1]...

1. « Les animaux malades de la peste », Jean de La Fontaine.

En fait, dans l'Antiquité et au Moyen Age, toutes les épidémies s'affublaient du nom de peste. La plupart n'étaient pas la peste. On a vu que la variole avait sans doute joué le rôle le plus néfaste. Mais la peste, la peste noire, la grande peste, qu'en fut-il exactement ?

Cette peste, dite peste bubonique, car elle se caractérisait par la présence de nodosités lymphatiques importantes à l'aine et aux aisselles, sévissait de façon endémique en Asie centrale et en Chine. Tout aurait commencé en Occident, quand, en 1346, les Tatars de la Horde d'or mirent le siège au port de Caffa, comptoir commercial génois sur les bords de la mer Noire, en Crimée. L'épidémie, véhiculée par les puces des rats noirs qui accompagnaient les troupes mongoles, toucha bientôt assiégeants et assiégés, car les assiégeants, malades, trouvèrent logique de partager leur mal avec les assiégés et catapultèrent les cadavres par-dessus les murs pour infecter la ville.

Un bateau de commerçants génois put cependant s'échapper avant la fin du siège. Mais les affaires étant prioritaires, il achemina d'emblée sa cargaison vers ses clients. Pour cela, il fit escale à Messine en septembre 1347, puis à Gênes et enfin à Marseille en décembre. Chaque fois la peste noire s'y déclara au rythme du débarquement des marchandises et donc des rats qui les accompagnaient.

Petit détail de l'histoire : le gros rat asiatique porteur de la peste prit rapidement le pas sur le petit rat européen, d'autant plus facilement qu'à Marseille, en 1347, il n'y avait plus de chats pour s'attaquer aux rats mongols !

Tiens, et pourquoi donc ?

Au Moyen Age, les chats avaient en effet la réputation d'être des animaux maléfiques, investis de pouvoirs effrayants. Une bulle papale de 1233 avait même précisé que les chats noirs étaient les serviteurs du diable. On risquait d'être soupçonné de sorcellerie si l'on en possédait un.

L'Inquisition se chargeant ensuite de combattre toutes les formes de sorcellerie et de satanisme, elle y associa naturellement l'éradication des chats. Si bien que les pauvres matous avaient disparu des villes et des ports, laissant le terrain aux rats, leur proie héréditaire...

Il est très vraisemblable que la présence des chats aurait pu largement freiner la propagation de la peste noire qui fit des ravages dans toute l'Europe. On estime en effet qu'en cinq ans la peste noire fit 25 millions de victimes soit 30 à 50 % de la population occidentale.

Il est à apprécier également que la ville qui fut touchée par la peste juste après Marseille fut Avignon, cité papale à l'époque. Cela n'empêcha pas le pape Innocent VII (1336-1415) de demander l'intensification de l'éradication des chats, ce qui coûta la vie à plusieurs millions d'animaux.

Moralité : pour des raisons différentes mais intimement liées, il ne faisait pas bon être un homme ou un chat, à Marseille, dans ces années-là.

7

Visite à l'ambulance de Larrey le soir d'Eylau

Où Larrey passe sa journée par un froid de gueux, carquois de chirurgien à l'épaule, pour tenter de soulager les soldats sur le champ de bataille. Où il doit désobéir à l'Empereur qui le somme d'embaumer le corps du général Dahlman, alors qu'il est écrasé par le nombre de soldats à amputer. Où Napoléon, engoncé dans sa pelisse, parcourt le champ de bataille et perçoit alors l'ampleur du carnage...

Le soir de la bataille d'Eylau, ce 8 février 1807, le thermomètre descendit jusqu'à – 20 °C.

De son ambulance mobile, Larrey, le chirurgien-chef de la garde impériale[1], scrutait du haut de sa petite taille la plaine enneigée qui semblait se mouvoir dans l'obscurité,

1. La garde impériale fut créée par Napoléon Bonaparte le 28 floréal an XII (18 mai 1804) à partir de l'ancienne garde consulaire. Mais alors que cette dernière n'était qu'une simple unité assurant la protection du gouvernement à l'intérieur, la garde impériale devint un corps d'armée d'élite, d'un effectif double et entièrement dévoué à la personne de Napoléon. Ses effectifs ne cessèrent d'ailleurs de croître, elle fut finalement divisée en Jeune Garde et Vieille Garde, les deux possédant leurs unités de cavalerie, d'artillerie et d'infanterie, dont les célèbres grenadiers.

animée par la masse des blessés que les infirmiers n'avaient pas encore pu secourir. Une plainte sourde s'exprimait par un fond continu de râles, d'où s'échappaient les cris déchirants de milliers d'éclopés ou de moribonds. Partout l'on devinait les canons brisés, les armes, les cuirasses, les corps des chevaux éventrés. Un véritable charnier.

Toute la journée pendant la bataille, Larrey, son carquois de chirurgien contenant sa scie et ses couteaux à amputation en bandoulière, bravant tous les périls, avait opéré les soldats qui venaient de tomber, avant même de les reconduire vers l'arrière. Pendant toute la journée, il se sentit possédé par une force surnaturelle. Mais ce soir, la fatigue et le désespoir s'abattaient sur ses épaules. Pourtant tout ne faisait que commencer !

Dans la petite ville d'Eylau, Larrey avait réquisitionné une maison, dont le toit n'était pas trop enfoncé, pour servir de salle d'opération. Le long des murs, des centaines de cadavres s'entassaient déjà jusqu'aux fenêtres. Quelques soldats survivants utilisaient le bois des portes et des volets pour faire des feux, où ils se réchauffaient un peu, tout en faisant rôtir des quartiers de chevaux morts.

La nuit allait être longue. Larrey s'arracha enfin à ce spectacle et rejoignit son ambulance.

— Et Percy et ses ambulances qui ne sont toujours pas arrivés sur le champ de bataille. J'aurais bien besoin de lui, grommela-t-il en tentant de réchauffer ses doigts gourds sous sa vareuse. Pour une fois, il aurait été utile pour ramasser ces pauvres bougres !

Le dogme de Larrey, chirurgien-chef de la garde impériale, c'était l'amputation devant toutes les fractures ouvertes de jambe. Un segment plus haut que la blessure. C'était la seule façon d'éviter l'infection et la gangrène, donc la mort. Pour Percy, chirurgien en chef de la Grande Armée, il fallait au contraire éviter l'amputation et tenter de panser la plaie ! Rien n'était simple dans le monde des chirurgiens militaires !

Il prit son long couteau à amputation. Le jeune soldat qui était préparé devant lui avait avalé sa demi-bouteille d'eau-de-vie. Deux ambulanciers le tenaient fermement aux aisselles, un autre lui immobilisait la jambe valide et présentait le membre blessé bien appuyé sur la table opératoire de campagne. Le chirurgien s'avança et vérifia le garrot serré à la racine du membre :

— Depuis combien de temps avez-vous placé le garrot ? demanda Larrey.

— Dix minutes, répondirent les aides

— Pour ce soir, ça ira[1], rétorqua Larrey en haussant les épaules.

Puis s'adressant au jeune soldat du 15e de ligne, fermement maintenu, qui le regardait, effaré :

— Allez, mon gars, on y va. Serre bien ta pipe entre tes dents et pense à ta belle. Tu vas la retrouver bientôt !

Larrey fit pénétrer son couteau dans la face latérale de la cuisse et chercha le contact de l'os du fémur. Puis, d'un geste sûr et sec, il tailla en biseau dans les chairs, arrachant un grognement au soldat qui pourtant ne desserra pas les dents. Larrey chercha alors au doigt l'artère fémorale, qu'il repéra à la palpation et qu'il contrôla avec une petite pince pour prévenir l'hémorragie. L'assistant revint avec plusieurs crins qu'il venait d'arracher à la queue du cheval de l'ambulance et noua le crin atour de la pince.

— Il n'y a rien de plus résistant que ce crin[2], ajouta le patron pour ses aides. La ligature reste solide, et ne tombe pas au bout de quelques jours comme l'escarre que fait un cautère.

1. Depuis Ambroise Paré, on savait qu'une compression vasculaire et nerveuse pendant une vingtaine de minutes entraînait une insensibilisation plus ou moins importante du membre.

2. Les fils chirurgicaux s'appellent encore des crins aujourd'hui. Ils n'ont pourtant plus rien à voir avec la queue du cheval de l'ambulance de Larrey, sinon le souvenir.

Tout en parlant, il effectua la deuxième bivalve, la postérieure, et assujettit le rétracteur que lui confia son assistant. Les deux aides repoussèrent alors les muscles vers le haut pendant qu'il commençait à scier le fémur. Après quelques allers et retours rapides, la jambe tomba, rattrapée par le chirurgien adjoint, qui la jeta à l'extérieur sur la pile des cadavres. On enlevait déjà le rétracteur. Les aides rapprochèrent les muscles et la peau. On emmitoufla le moignon dans des charpies, que l'on comprima en attendant que le saignement cesse. L'opération n'avait duré que quelques minutes. Quand un bruit mat se produisit sur le dallage de la pièce : la pipe que le soldat tenait fermement serrée entre ses dents venait de tomber avec un bruit sec et le fourneau de terre était brisé en petits morceaux.

— Il a cassé sa pipe ! dit Larrey.

— Il est mort ! ajouta son adjoint.

— C'est la même chose, grommela Larrey, en s'essuyant les mains encore sanglantes sur son tablier, tandis qu'on lui préparait le soldat suivant.

Enfin le jour se levait, sous le même ciel gris, morne et froid que la veille. On découvrait ce que l'on avait deviné : c'était une véritable horreur qui s'offrait aux yeux. Dans la plaine, des milliers et des milliers de cadavres[1]. L'Empereur, le cou engoncé dans le col de fourrure de sa redingote, avait décidé de parcourir le champ de bataille à cheval. Mais sa monture avait du mal à éviter les cadavres amoncelés dans la neige, parmi lesquels se trouvaient des blessés qui n'avaient pu encore être secourus et qui appelaient à l'aide. Pour se donner bonne contenance, car il semblait sincèrement ému, il donna des ordres pour qu'on les aidât.

1. D'après Davout : « Ils [les Russes] avaient plus de 25 000 hommes hors de combat, 7 000 morts, 20 000 blessés dont ils laissaient une partie sur le champ de bataille. Les Français avaient eu à peu près 10 000 hommes hors de combat, 3 000 morts, 7 000 blessés. »

L'équipe de Larrey n'en pouvait plus, ils avaient travaillé toute la nuit et les ambulanciers se reposaient un peu, avant de repartir sur le champ de bataille. Eux aussi, ils avaient froid.

Plus loin, on creusait avec difficulté d'énormes fosses, de véritables tranchées qu'on remplissait de cadavres, et qu'on couvrait ensuite de terre gelée et de neige. On avait ainsi enterré le 14e de ligne tout entier avec le colonel du régiment par-dessus pour faire bonne mesure.

La plupart des troupes étaient sous les armes à la place où elles avaient combattu et bivouaqué. L'Empereur se retrouva alors devant les restes du régiment du colonel Putigny, de la division Friant :

— Colonel, est-ce là votre régiment ?

— Voilà, Sire, tout ce qu'il en reste. J'ai perdu hier trois cents hommes.

— Dans ce nombre, n'y en a-t-il pas beaucoup qui ont conduit des blessés[1] ?

— Peu, Sire ; je l'avais expressément défendu.

— Vous avez perdu bien du monde. Votre régiment est un des plus braves de mon armée et aujourd'hui il a mené à

---

1. Il faut savoir que, pendant les guerres napoléoniennes, beaucoup de soldats sont blessés et peu sont tués. Parmi les blessés, beaucoup meurent du manque de soins. En effet, si le soldat peut marcher ou se traîner à l'ambulance, il a de bonnes chances de s'en tirer. S'il est touché plus gravement, il lui faut l'aide d'au moins cinq camarades pour le porter à l'ambulance. Un blessé enlève donc six soldats au combat. Face à cela Napoléon avait décidé « que les blessés qui ne pourront se retirer d'eux-mêmes resteront sur le champ de bataille. Il est défendu de quitter le champ de bataille pour conduire les blessés ». Larrey avait mis au point un système d'ambulances mobiles pour récupérer les blessés sur le champ de bataille, véritable Samu militaire. Parfois, les chirurgiens pratiquaient eux-mêmes les soins au milieu des combats. Cependant, ils se plaignaient sans cesse du manque d'infirmiers qui leur étaient affectés. Il faut préciser que le sort de ces infirmiers était peu enviable, car ils ne jouissaient pas des mêmes avantages que les soldats tout en effectuant une mission à haut risque.

bien une lourde tâche. Du repos et des guérisons rempliront les vides.

Alors, retrouvant quelques forces, ces rescapés se redressèrent et clamèrent d'une seule voix :

— Vive l'Empereur !

Il était là, dans sa redingote bordée de fourrure. Sa main gauche serrait les rênes. De la droite, il esquissa un geste de silence ou de bénédiction.

Pendant cette inspection, Larrey venait de fermer l'œil depuis dix minutes, quand on lui amena sur une civière le général d'Hautpoul.

— Monsieur, l'Empereur veut que vous voyiez tout de suite le général. Il a la cuisse cassée par un biscaïen !

Pas n'importe qui, d'Hautpoul, une figure !

Général de division de cuirassiers, il était depuis les guerres de la Révolution celui qui incarnait véritablement la grosse cavalerie lourde. C'était lui qui avait chargé à Pratzen, et Napoléon savait qu'il avait été un artisan de la victoire d'Austerlitz. Hier encore, il avait chargé trois fois, à la tête de ses hommes comme un fou, comme un jeune homme écervelé et invincible, crinière de son casque au vent et sabre au clair, quand il avait été arrêté net par ce méchant coup de mousquet.

Larrey s'approchait de la blessure de la cuisse d'où une nappe de sang s'écoulait doucement.

— Il faut amputer, mon général, dit doucement Larrey en lui passant le bras autour de l'épaule.

— Jamais. Tu m'entends, Larrey, jamais. A-t-on déjà vu un cuirassier montant à cheval avec une seule jambe !

Larrey n'ajouta rien. Jean-Joseph d'Hautpoul avait le droit de choisir son destin. Pour lui, la cavalerie était plus importante que sa vie. Et puis son adjoint venait de lui souffler que cet abruti de Percy, qui venait seulement d'arriver, avait déjà vu le blessé et conseillé des pansements simples. Le jean-foutre ! Evidemment, c'était son avis qu'on allait suivre. En le regardant s'éloigner, chahuté par les ambulanciers, le chirurgien savait pertinemment que le général allait mourir dans quelques jours.

Pendant que Larrey continuait d'amputer les soldats qu'on lui apportait, Percy avait rejoint l'Empereur sur le champ de bataille, avide des remarques du grand homme.

— Avez-vous beaucoup de blessés ? demanda Napoléon avec son accent italien.

— Sire, je crois que nous en avons pansé quatre mille.

— Les blessures sont-elles graves ?

— Il y en a mille qui sont de la plus haute gravité.

— Combien perdrez-vous de blessés sur ce nombre ?

— Le tiers, parce que la mitraille et les éclats d'obus ont fait les plus grands ravages.

Napoléon semblait réellement très affecté, ce qui n'était pas le cas à toutes les batailles. Il constatait aussi qu'il manquait des infirmiers. Il savait bien que ce corps n'était pas assez valorisé. Il faudrait y remédier. Il en parlerait à Lombart, le commissaire des guerres.

Dans l'après-midi, l'activité resta intense, on continua d'opérer dehors, à même le sol glacé. Des médecins russes, faits prisonniers, vinrent prêter main-forte.

Larrey, apparemment insensible à toutes ces souffrances, tentait d'organiser un peu l'agencement de son ambulance de campagne. L'eau était gelée et il fallait entretenir des foyers sous de grosses marmites pour les besoins du service chirurgical. Mais les blessés qui attendaient d'être soignés ne pouvaient étancher leur soif qu'avec la neige plus ou moins souillée, ramassée sur le sol.

C'est dans cette pénurie extrême, alors qu'il était occupé avec Billon à soulever un vitrage, qu'il fut dérangé par un colonel de l'état-major, porteur d'un ordre écrit, signé de l'Empereur : il lui fallait venir, séance tenante, pour embaumer le corps du général Dahlmann, blessé la veille par un éclat d'obus au rein gauche. Larrey avait d'emblée annoncé que la blessure serait mortelle.

Larrey parcourut l'ordre, écrit de la main de Napoléon, toujours fâché avec l'orthographe et qui écrivait le nom du général « d'Allemand » au lieu de Dahlmann... Se redressant, pour compenser sa petite taille, qui contrastait avec la haute stature du colonel, il lui assena :

— Retournez, monsieur, dire à Sa Majesté que je n'abandonnerai pas sept à huit cents blessés, dont je puis sauver peut-être la moitié, pour aller m'occuper d'un mort, si glorieuse que soit sa mémoire.

— Je dois lui rapporter vos propos en ces termes ! s'étonna le colonel.

— En ces termes, ajouta Larrey, furieux et épuisé.

Il était un des seuls, sans doute, dans la Grande Armée qui pouvait désobéir à Napoléon quand il pensait que sa mission était prioritaire. Lui, qui l'avait accompagné depuis la première campagne d'Italie, quand il n'était encore que le petit Bonaparte, promu par le bon vouloir de Barras, à la tête de son armée de va-nu-pieds ! « Vous valez une division ! » lui avait-il dit, tant sa présence apportait de la confiance aux soldats par la certitude d'être secourus en cas de blessure. C'est là qu'il avait testé ces premières ambulances volantes pour récupérer les blessés pendant la bataille.

On verra bien ce qui se passerait ! Et Larrey retourna à ses blessés.

Napoléon resta à Eylau jusqu'au 17, tant il percevait combien sa présence était importante auprès des troupes après un tel carnage. Au moment de partir, il passa devant Larrey, qui lui aussi faisait ses préparatifs pour rejoindre la Garde, déjà à Osterode.

— Monsieur Larrey, vous ne portez plus votre épée ?

— Sire, elle m'a été dérobée à l'ambulance !

Prenant la sienne, Napoléon la lui tendit :

— Gardez celle-ci en souvenir des services que vous m'avez rendus à la bataille d'Eylau !

Ce cadeau personnel de l'Empereur, signant la réconciliation après l'épisode Dahlmann, réconforta toute l'équipe du chirurgien-chef.

Alors que l'Empereur s'éloignait à cheval, Billon s'approcha de Larrey :

— Alors, monsieur, que retiendrez-vous de cette bataille ?

— Je retiendrai n'avoir jamais été soumis au cours de mes campagnes à si rude épreuve. Mais je rapporterai aussi que le froid, s'il a été notre ennemi, a semblé en revanche soulager nos blessés de la douleur intense des amputations. Il y a là une sorte d'anesthésie, dont il faudra se souvenir !

❀

Pourquoi Larrey ?

Il faut avouer ses faiblesses. Comme tous les chirurgiens, je voue un culte sentimental à Dominique Larrey. Au « baron », comme on dit entre nous.

Dire « Larrey », c'est évoquer la chirurgie de l'urgence, l'habileté invraisemblable de celui qui faisait une amputation en moins d'une minute, c'est laisser souffler l'épopée napoléonienne, c'est vibrer à de grandes idées humanitaires malgré l'horreur du quotidien !

Larrey, c'est l'épopée de la chirurgie.

Il est vrai que peu de chirurgiens peuvent s'enorgueillir d'avoir leur nom gravé sur l'Arc de triomphe ! A travers le baron, c'est toute la chirurgie qui en est honorée.

L'Empereur disait de lui qu'il n'avait jamais connu homme plus vertueux. Laissons-lui la qualité de savoir juger les hommes : cela fut sans doute exact, tant la vie de Larrey fut une succession de faits de bravoure, d'intelligence médicale et de vertu familiale.

Sa grande idée, dès le début de sa carrière, a été de comprendre que plus les soins étaient précoces et meilleures étaient les chances du blessé. Or, pendant les guerres révolutionnaires, le dogme militaire imposait encore aux chirurgiens de rester à une lieue au moins du champ de bataille et de n'intervenir qu'à la fin des combats. Perte de temps et perte de chances considérables ! Perfectionnant les ambulances légères que Percy avait proposées pour apporter des civières et du matériel, il imagina les ambulances volantes, destinées cette fois au transport des blessés qui pouvaient être opérés après avoir été récupérés au milieu des combats.

Formidable progrès, toute la notion d'urgence chirurgicale est dans cette action !

Cette certitude d'être secouru confortait les soldats, qui le considéraient comme leur « Providence », et quand Napoléon disait de Larrey qu'il valait bien une division, il ne faisait pas que lancer une parole historique de plus.

Une autre de ses grandes idées, sur laquelle on a peu insisté, était qu'un blessé n'avait pas d'uniforme. Autrement dit, il était tout aussi logique de soigner un Français qu'un Russe ou qu'un Autrichien à partir du moment où il se trouvait en détresse et à portée de soins. Cette attitude fut évidemment critiquée en son temps. Opiniâtre, Dominique Larrey tenta même, après 1815, avec l'Anglais Sydney Smith, de constituer un organisme neutre supranational afin de prendre en charge les blessés de guerre... C'était trop tôt. Il fallut Dunant et la première conférence de Genève en 1864 pour que cette idée aboutît.

Mais grâce à Larrey, une certaine idée de la médecine humanitaire venait de naître !

En attendant, juste retour des choses, l'idée lui sauva la vie. A la bataille de Waterloo, Larrey fut pris par les Prussiens qui voulaient l'exécuter. Dans des circonstances dignes d'un roman d'Alexandre Dumas, il fut reconnu par le maréchal Blücher lui-même[1], qui se souvint, *in extremis*, que Larrey avait sauvé la vie de son propre fils en le soignant sur un champ de bataille, quelques années plus tôt.

Enfin, il prit la défense des soldats qui, en 1813, étaient accusés de s'automutiler pour échapper à la grande boucherie. Ces soldats devaient être fusillés. Larrey pesa de tout son poids auprès de l'Empereur pour leur éviter le châtiment.

Responsable et défenseur de ses blessés... Quel homme, quelle figure !

Voilà pourquoi Larrey reste le roi de cœur des chirurgiens français !

1. Celui des *Châtiments* de Victor Hugo : « Soudain, joyeux, il dit : Grouchy ! C'était Blücher. »

8

La France, pays de variqueux

Où l'on apprend que la France est le pays où l'incidence des varices des membres inférieurs est la plus élevée du monde. Où l'on découvre l'inquiétude des organismes payeurs devant la consommation de médicaments et d'actes chirurgicaux que cette situation impose. Où les médecins de santé publique se hasardent à des hypothèses historiques devant une maladie génétique qui aurait été favorisée par les instructions des officiers recruteurs de l'Empire...

— Je vous demande expressément de réaliser cette étude sur les veinotoniques ! Je comprends bien, Alexandre, que ça ne vous intéresse pas, mais je voudrais bien connaître l'étendue du désastre.

— Mais, monsieur le directeur, l'étude est en cours et, conformément à vos instructions, nous sommes déjà en phase de rédaction. Nous allons vous soumettre les résultats. Vous n'allez pas être déçu.

Cette conversation avait lieu dans le bureau du directeur de l'Organisme national des prescriptions et des consommations de médicaments au début de l'année 1999. Le

Dr Alexandre Delamare avait été chargé de mener les études sur les médicaments les plus consommés en France et de tenter de trouver des explications à ces dérapages afin de réduire (si possible !) le trou abyssal de la Sécurité sociale... Pour cela il fallait se livrer à de multiples enquêtes auprès de tous les organismes payeurs, auprès des hôpitaux, auprès des médecins installés en ville, et aussi comparer la consommation des autres pays occidentaux dans l'espoir d'y deviner une piste d'économie.

— Et alors, vous avez trouvé pourquoi les Français consomment cinq fois plus de médicaments contre les varices que les autres pays de l'OCDE, ça nous coûte 4 milliards de francs par an, c'est bien plus que tous les pays d'Europe rassemblés et sans comparaison avec ce que l'on dépense aux « States » (il disait « States » avec un accent américain pour bien rappeler à son subordonné qu'il avait un Master of Business de Harvard...). Sans parler des opérations de stripping. Elles font vivre la majorité des chirurgiens vasculaires. Combien en a-t-on fait l'année dernière ?

— Environ trois cent mille, monsieur.

— Trois cent mille, c'est encore plus que je ne pensais. Et là-dedans, je suppose que l'on ne compte pas tous les petits actes comme les scléroses, les coups de laser et autres fariboles.

— En effet, monsieur.

— La CPAM[1] est folle, Delamare, elle en a marre de rembourser des actes comme ceux-là, qui sont presque de la chirurgie esthétique. Vous vous rendez compte des coûts, ça se chiffre en milliards de francs !

Delamare connaissait le chiffre exact à cent millions près. Compte tenu de l'ambiance, il préféra le réserver pour la présentation définitive des résultats. Le directeur fit faire un tour complet à son fauteuil pivotant, puis prit la pose, les

1. Caisse Primaire d'Assurance Maladie.

coudes appuyés sur le bureau, les doigts croisés, les yeux au-dessus de ses lunettes demi-lunes cerclées d'or, fixant son collaborateur :

— Alors, docteur Delamare, avez-vous trouvé une cause à cette prévalence invraisemblable de la maladie variqueuse chez les Français ?

— Je crois que oui, monsieur !

— Et quelle est donc la cause de cette maladie typiquement franchouillarde ?

— Napoléon, monsieur.

— Vous plaisantez, mon petit Alexandre ! C'est la faute à Napoléon. On a déjà fait ce coup-là ! Il faudra trouver autre chose.

— Si vous voulez bien, monsieur, permettez-moi d'abord de tenter de vous exposer mon hypothèse...

*

Il faut dire que le constat était sévère. Qu'on en juge : 18 millions de prescriptions de veinotoniques par an, en France, 110000 boîtes vendues en 1994. En 1997, parmi les cinquante produits les plus vendus en chiffres d'affaires figuraient trois médicaments pour l'insuffisance veineuse. L'analyse en valeur montrait une forte croissance entre 1983 et 1994 (+ 215 %, 11 % en moyenne annuelle), soit 3 milliards 500 millions de francs 1994. Par ailleurs, les ventes de veinotoniques remboursables correspondaient, si l'on incluait les marges des grossistes et des pharmaciens et de la TVA, à 4,4 milliards de francs (prix public TTC). Il pouvait être estimé un coût pour les régimes d'assurance-maladie d'environ 1,6 milliard de francs, compte tenu de la part des médicaments remboursables achetés en automédication et du taux de prise en charge de la Sécurité sociale.

Quant à la chirurgie, le directeur avait raison, c'était un torrent sans limites. Des cliniques se consacraient entièrement à cette activité. Certains, au mépris du code de déontologie, avaient même créé « la clinique de la belle jambe » et commençaient à s'offrir des pubs sur Internet. Mais sur les actes chirurgicaux, à partir du moment où les gens voulaient bien se faire opérer, il n'y aurait aucun moyen pratique d'action.

Delamare avait tout passé au crible.

Il avait d'abord vérifié auprès de la HAS[1] qu'il s'agissait bien d'une des pathologies les plus fréquentes de la population adulte, puisque 75 % des Français s'en déclaraient atteints et que 25 % d'entre eux nécessitaient des soins médicaux ou chirurgicaux.

Ensuite, il avait comparé en dollars courants le chiffre d'affaires des veinotoniques dans tous les pays afin de comparer rigoureusement l'évolution du marché français à celle des principaux marchés étrangers. L'évidence s'imposait : la France constituait à elle seule 70 % du marché mondial des veinotoniques (environ cinq fois plus important que le marché allemand, huit fois plus que le marché italien). Quant au marché américain et anglais, il n'existait presque pas !

Pour se remémorer sa médecine clinique qui parfois lui échappait un peu, maintenant qu'il était devenu médecin de santé publique, Delamare retourna se plonger dans ses notes d'étudiant. Il trouva dans la pile « Pathologie externe » un dossier jauni, du temps où il préparait l'Internat des hôpitaux, avec écrit en lettres capitales sur la couverture : « Varices des membres inférieurs, signes, diagnostic et traitement ». Le dossier n'était pas très épais : donc, question peu sortable au concours !

Sur la première page, il trouva en gros la définition d'Arnoldi : une varice est une veine dilatée, tortueuse ou de lon-

1. Haute Autorité de Santé.

gueur augmentée touchant une veine sous-cutanée, à l'exclusion des varicosités intradermiques[1]. D'autres définitions existaient : par exemple, une varice peut concerner « toute veine superficielle proéminente » ou « toute veine ayant perdu sa fonction valvulaire, avec dilatation permanente au palper ».

Delamare se souvenait de ces patientes aux jambes épaissies déformées par de monstrueuses dilatations. Il revoyait le professeur X., patron d'un de ses stages d'externe en chirurgie, qui s'était fait une spécialité de cette opération, glissant son stripper dans la veine par une petite incision sur la cheville et le récupérant au niveau de l'aine. Il mettait ensuite une boule (qu'on appelait l'olive) sur l'une des extrémités et arrachait (il n'y avait pas d'autres mots pour désigner cette pratique barbare) la veine sur toute la hauteur du membre. Un flot de sang noir s'échappait par les incisions. Alors il levait la jambe, massait plusieurs fois le trajet du stripping pour en extraire le sang qui s'écoulait encore par les collatérales de la grande veine saphène et bandait avec une bande Velpeau bien serrée. Le résultat était spectaculaire. Ses internes disaient en salle de garde que sa belle maison de vacances, dans le Midi, aurait pu s'appeler « Saphena Magna[2] »... Plaisanterie de carabins !

Delamare se souvenait aussi des véritables complications de cette maladie, qui certes n'étaient pas mortelles, mais qui handicapaient considérablement ceux qui en étaient atteints : le désespérant ulcère variqueux dans sa chronicité délabrante, l'horrible dermite ocre qui transformait les jambes en deux poteaux recouverts de petites croûtes et la fameuse paraphlébite, horriblement douloureuse, quand la veine se thrombosait et qu'il fallait extraire le caillot par des incisions. Maladie bénigne certes, comme disait son direc-

1. Petites veinules bleues disgracieuses ne déformant pas la peau.
2. Veine grande saphène en latin.

teur, mais traînant son cortège de misère, surtout pour ceux qui ne se soignaient pas ! Pas sûr que la Sécurité sociale y trouvât son compte à l'heure de ces complications...

Un point fondamental ressortait de toute sa documentation : la maladie veineuse était une maladie familiale. Il y avait des familles de variqueux : la mère transmettait cela à sa fille comme un cadeau qu'elle avait elle-même reçu de la grand-mère ! Quant aux hommes, ils n'en étaient pas exclus, bien au contraire. Mais il faut dire qu'ils se plaignaient moins, pantalon oblige ! Le caractère inesthétique de la maladie à son début gênait moins ces messieurs, qui portaient poils et culotte. Pourtant, il était bien décrit, chez eux, des formes majeures avec des jambes déformées par de véritables grappes de raisin, alors que la gêne fonctionnelle était totalement absente et n'empêchait pas une vie normale, voire la pratique du sport.

Maladie familiale : en traduisant dans le langage du temps, il fallait plutôt parler de maladie héréditaire, et certains avaient déjà démontré des anomalies génétiques dans la synthèse du collagène qui constituait la paroi de la veine des variqueux.

— Maladie génétique... Vous avez dit maladie génétique ?

*

Ce jour de janvier 1809, Jean-Baptiste Duchemin était conduit par son père, dans la carriole de la ferme, pour le tirage au sort qui se tenait au chef-lieu de canton. Une levée de 80 000 hommes sur la classe 1810 avait été décidée par le sénatus-consulte du 10 septembre et le décret du 12 septembre 1808. Son canton devait fournir 40 hommes, il comptait alors 120 conscrits de la classe 1810 : parmi eux, Jean-Baptiste Duchemin. La liste des conscrits, établie dès la fin septembre, était restée affichée dans chaque commune pendant le mois de décembre ; la majorité d'entre eux était, comme lui, des cultivateurs.

— Mon gars, tu vas te débrouiller pour tirer un bon numéro, dit le père, toujours bougon avec ses fils.

Jean-Baptiste sentit son cœur se soulever : il l'avait appelé « mon gars ! », ce qui était dans la bouche du père l'expression d'une tendresse inhabituelle.

— Il manquerait plus que tu ailles à la guerre... J'ai besoin de toi aux champs ! Et puis ta mère n'est plus bien aidante avec ses jambes qui ne la portent plus.

Jean-Baptiste, en son for intérieur, restait partagé : bien sûr que c'était un peu triste de quitter sa mère, ses frères et sœurs. Mais partir dans la Grande Armée de l'Empereur, porter un bel uniforme, comme on les voyait sur les images qu'apportait le colporteur avec les almanachs, et conquérir le monde... Pour sûr que la Rose, la fille du maréchal-ferrant, pour qui il avait un béguin, serait bien impressionnée si elle le voyait avec les guêtres et le fusil à baïonnette ! Là, il enfoncerait ses rivaux du village, car il n'était pas tout seul à courtiser la Rose. Elle l'attendrait sûrement. Comme il savait un peu lire et écrire, il avait même une chance de devenir officier. L'avancement allait vite dans les armées de l'Empire.

Le tirage au sort avait lieu à la mairie en présence du sous-préfet, de l'officier de recrutement, de l'officier de gendarmerie, des maires de chaque commune et de tous les conscrits du canton alignés par ordre alphabétique, dans le plus simple appareil.

Les conscrits furent successivement appelés, dans l'ordre alphabétique des communes, pour tirer dans une urne un des bulletins numérotés de 1 à 120. Le sous-préfet, à mesure que le tirage s'effectuait, établissait la liste de désignation du canton, donnant, en regard du numéro obtenu, le nom du conscrit, ses prénoms, son domicile, celui de ses parents, sa profession. Plus le chiffre obtenu était élevé, plus le conscrit avait des chances de faire partie du dépôt et de rester civil.

Jean-Baptiste ne pouvait tirer plus mal : il avait le numéro 4 ! Certain de partir... Le père allait fulminer !

Immédiatement après le tirage au sort, les jeunes gens étaient examinés par le sous-préfet et par l'officier de recrutement. Ceux dont la taille était inférieure à 1,54 mètre ou qui souffraient d'une invalidité évidente étaient réformés sur-le-champ.

Quand vint le tour de Jean-Baptiste, l'officier recruteur désigna ses jambes au sous-préfet. Elles étaient bien droites et solides, mais boursouflées sur toute leur hauteur, et en particulier à la face postérieure du mollet, par de monstrueuses grappes de varices.

— Celui-là, on ne le prend pas ! Tous ceux qui ont de mauvaises jambes doivent être réformés. Les instructions sont formelles. L'Empereur a bien précisé : « Je veux des soldats qui peuvent marcher. Ma meilleure arme, ce sont leurs jambes ! »

Il faut dire qu'il ne s'en était pas privé, de les faire marcher, dans les Alpes d'abord, puis de Boulogne à Austerlitz, puis jusqu'à Varsovie en passant par Vienne...

Jean-Baptiste marchait très bien. Des jambes comme les siennes, on en avait tous ou presque dans la famille, et ça n'avait jamais empêché personne de marcher, ni même de courir. Mais on ne lui demandait pas son avis, et d'ailleurs il ne le donna pas. Il revint vers le père, qui attendait sur la place de la mairie.

— Alors ?

— Réformé !

— C'est bien comme ça.

Il continua, pour lui seul :

— On n'élève pas des enfants, avec tout ce que ça coûte, pour en faire de la chair à canon !

Il s'assit sur le banc de la carriole, activa le cheval par quelques jurons et ils se remirent en route.

*

Les guerres de la Révolution et de l'Empire allaient mobiliser, dans le camp français, 3 587 000 hommes. Le nombre moyen de conscrits oscilla, jusqu'en 1812, de 30 000 à 80 000 par an. Durant les guerres impériales, de 1800 à 1815, le nombre de soldats décédés au combat ou des suites de leurs blessures peut être estimé à 427 000. A cela, il faut ajouter les soldats faits prisonniers non revenus et les soldats morts de maladie qui sont estimables à environ 550 000. En tout, environ un million d'hommes jeunes qui ne reverront pas leur foyer.

La France est alors un des pays les plus peuplés d'Europe (27 millions d'habitants, pour 12 millions de Britanniques et 35 à 40 millions de Russes). Et les chiffres de mortalité liés à la guerre doivent être rapportés à l'évolution de la courbe démographique pour la même période : en dix ans, l'Empire français enregistre 387 000 mariages, et le nombre de naissances est proche de un million. Si bien qu'il convient de relativiser la perte en hommes.

Cependant, il est indiscutable que, pendant près de vingt ans, tous les hommes porteurs de varices furent éliminés du service armé et qu'ils furent les géniteurs privilégiés des générations suivantes. Les autres, ceux dont les jambes étaient saines, subirent de plein fouet l'hécatombe.

*

— Delamare, vous n'êtes pas sérieux ! s'esclaffa le directeur.

— Je le suis, monsieur. Quand on étudie les chiffres, il s'agit d'une hypothèse plausible.

— Jamais notre service ne soutiendra une telle explication.

— Alors nous continuerons à nous perdre en conjectures sur les Français, peuple de variqueux.

9

Les amours du Dr Halsted

Où l'on découvre que Sigmund Freud a failli être le premier médecin anesthésiste de l'histoire. Où l'on compatit avec les souffrances des chirurgiens de Baltimore qui appliquent strictement les principes de l'antiseptie découverts par Lister. Où le Dr Halsted va faire une découverte fondamentale pour tous les chirurgiens du monde parce qu'il est tombé amoureux d'une panseuse...

Le Dr William Halsted devait se rendre à l'évidence de l'expérience clinique élémentaire : il était amoureux !

Une chose qu'il n'avait pas imaginé pouvoir lui arriver, tant son esprit au cours des dernières années s'était vidé de tout ce qui n'était pas son métier, ou plutôt sa reconquête. Il n'était, en effet, arrivé que depuis quelques années dans ce nouvel hôpital de Baltimore, le Johns Hopkins, dirigé par son ami Welch, qui lui avait donné sa chance sous la forme d'un marché :

— William, je te prends parce que tu es un brillant chirurgien et un chercheur original. Mais ce nouvel hôpital a pour mission d'être un des phares de la médecine de ce pays. Je ne pourrai pas tolérer la moindre incartade. Si tu replonges, je ne te garderai pas une seconde de plus, malgré toute notre amitié...

Ne pas replonger..., comme disait Welch, évoquant une tache qui l'avait marqué dans sa chair, on pouvait le dire !

Dont il était sorti comme d'un labyrinthe à la force de ses neurones, mais dont il savait bien que le moindre faux pas lui serait à nouveau fatal.

Alors l'amour, dans tout ça...

*

Tout avait commencé en octobre 1884, quand il avait lu un papier d'un certain Koller, chirurgien ophtalmologiste viennois qui utilisait une solution de cocaïne instillée dans l'œil pour opérer sans douleur les cataractes[1].

Cette révélation provoqua chez Halsted cette excitation particulière au creux épigastrique qu'il ressentait lorsqu'il était sur le point de découvrir quelque chose... Si la cocaïne

---

1. En fait le véritable découvreur des propriétés de la cocaïne comme anesthésique local est... Sigmund Freud ! En décembre 1883, son attention est retenue par un article intitulé « Action physiologique et importance de la cocaïne ». De la cocaïne avait été administrée à des soldats, et leurs capacités physiques s'étaient trouvées nettement accrues. Freud se demande alors s'il n'y a pas là un débouché dans le traitement des maladies mentales. Il décide d'essayer sur lui-même et constate que ses capacités physiques et intellectuelles sont décuplées. Il publie un article en juin 1884 intitulé : « De la Coca », où il décrit de nombreux effets bénéfiques de cette substance, même celle de guérir les maux d'estomac et de permettre le sevrage de la morphinomanie !

Pendant la rédaction de son article il souffre des dents ; il s'applique de la cocaïne sur la muqueuse gingivale et constate alors que sa douleur disparaît. Mais, à l'antipode de l'esprit chirurgical, Freud ne perçoit pas l'importance de cette découverte et ne signale même pas cet effet dans son article, effet qu'il considère comme accessoire.

Par chance, il rencontre quelques jours plus tard son ami Karl Koller, ophtalmologiste du même hôpital, qui, à la question : « *Wie geht es Ihnen ?* », répond à son ami Sigmund que tout irait bien s'il ne souffrait pas d'une épouvantable rage de dents. Trop heureux de lui rendre service, Freud lui donne sa nouvelle recette. Cette fois, Koller est chirurgien, et l'importance de cette constatation ne lui échappera pas !

appliquée par instillation ou badigeonnage entraîne une anesthésie superficielle, elle devrait aussi agir à l'intérieur du corps si on pouvait l'y faire pénétrer.

La seule solution possible était donc l'injection, et, dès septembre 1884, Halsted et ses collaborateurs, Hartley et Hall, commencèrent à expérimenter sur eux-mêmes en s'injectant des solutions à haute teneur de cocaïne sous la peau, puis dans les couches plus profondes, et ils obtinrent des anesthésies locales de longue durée.

Pendant ces essais, ils remarquèrent qu'ils pouvaient travailler nuit et jour sans fatigue et qu'ils avaient l'impression de mieux comprendre. Ils prirent donc l'habitude de s'injecter ou de priser de la cocaïne à tout bout de champ, pour se sentir frais et dispos.

Et si cette substance agissait non seulement au contact des tissus, mais aussi sur les nerfs périphériques ? Si elle permettait de couper la douleur du membre concerné, ce serait tout de même un progrès pour les malades qui devaient être opérés ?

Il réunit dès le lendemain ses assistants :

— Nous allons expérimenter sur nous-mêmes, car je ne vois pas de modèle animal aussi valable depuis l'expérience rapportée par Moreno y Maiz[1], l'injection de cette nouvelle substance magique. La question est bien sûr de savoir si elle est capable d'entraîner une anesthésie locale ou plutôt locorégionale dans tout le territoire du nerf concerné.

1. En 1885, Halsted étudie un rapport de Moreno y Maiz vieux de dix-sept ans et tombe sur le paragraphe suivant : « Injection d'une solution de cocaïne dans la cuisse gauche d'une grenouille... au bout de quinze minutes l'animal ne remue plus... le bout de la patte gauche est brûlé sans réaction... le nerf sciatique gauche est isolé et sous l'action du courant électrique la patte s'agite. Donc la faculté motrice subsiste alors que la sensibilité a disparu. » Moreno y Maiz a dû injecter la cocaïne dans un nerf commandant la sensibilité de la patte. C'était donc ainsi qu'il fallait procéder. L'anesthésie de conduction (locorégionale) venait de voir le jour.

Avec Richard Hartley, ils s'injectèrent la cocaïne au contact de leurs nerfs des membres supérieurs puis inférieurs et purent ainsi vérifier sur eux-mêmes la possibilité d'entraîner une anesthésie propice à traiter une fracture ou effectuer une amputation. William voulut rapidement commencer chez les patients.

Il n'y avait qu'un problème, pour Halsted et ses collègues, mais plus important qu'il ne l'avait jugé initialement : la cocaïne, ils ne pouvaient plus s'en passer... Il leur en fallait tous les jours, puis plusieurs fois par jour. On était trop bien sous cocaïne : on n'était jamais fatigué, on paraissait intelligent et Halsted n'hésitait pas à mettre à son actif ses récentes découvertes. En revanche, il n'était plus question de voir des malades ou d'opérer, leur seul désir était la drogue, leur seule angoisse était d'en manquer. Toutes les tentatives de sevrage se soldèrent par des échecs : insomnies, douleurs, angoisse, hallucinations. Ils étaient « addicts »...

Il avait fallu partir, laisser l'hôpital et se soigner, si cela était encore possible. Pour tenter d'échapper à la mort, Halsted se retrouva à Providence, au Butler Sanatorium (Rhode Island), asile spécialisé dans la désintoxication des morphinomanes. Le combat fut gigantesque et dura deux ans. Pendant deux ans, il eut, tous les jours, la sensation qu'on lui arrachait les tripes.

Mais il fallait qu'il s'en sorte, il fallait qu'il puisse retourner dans un bloc opératoire. Il réclama à ses médecins qu'on lui imposât une discipline de janissaire.

Quand il apprit la mort de Richard Hartley, au lieu d'en être affecté ou découragé, il y puisa une force de survie pour accepter, avec une quasi-délectation, toutes les douleurs de son corps.

Un jour, on avait estimé qu'il pouvait sortir. On l'avait considéré comme guéri. On était en septembre 1886.

Baltimore, 1886

Impossible de retourner dans son hôpital d'origine à New York. On ne voudrait plus de lui ! Heureusement, il y avait l'ami Welch, dans ce nouvel hôpital de Baltimore qu'il venait de créer avec Osler et qu'il avait décidé de mettre en orbite. Pas étonnant de ce terrible Welch. Un meneur d'hommes, William en avait fait l'expérience quand il avait été son interne à Bellevue.

« Ne pas replonger », avait dit Welch. Il tiendrait parole, Welch, ami ou pas. Au moindre problème, c'en était fait de lui....

Et voilà qu'il était amoureux. En principe, ce n'était pas interdit par Welch, ou par quiconque, mais là, ça tombait mal. Lui qui se voulait fondamentalement un autre homme, qui s'appliquait à se montrer méthodique, réfléchi, calme et pondéré en toutes circonstances. Et même au bloc opératoire où les conditions de la chirurgie de l'époque invitaient plutôt à prendre des attitudes de cow-boys !

L'objet de son désir n'était autre que la belle Caroline, Caroline Hampton, son infirmière-chef du bloc opératoire, qui instrumentait à ses côtés, tous les jours. Elle avait tout pour plaire, et d'ailleurs, d'une façon générale, elle plaisait ! Témoin, son passage dans l'hôpital, escorté par tous les regards masculins...

— C'est la nièce du général Hampton, disait-on à voix basse.

Grande, brune, d'allure altière, elle glissait pourtant dans le frou-frou de ses longues jupes, sans sembler prêter attention au peuple de ses admirateurs. Un caractère de feu avec ça, un désir de nouveauté, une énergie incroyable au travail. Toute la passion du Sud d'où elle venait, de ces grandes plantations de coton qu'avait défendues son oncle, général des Confédérés. Toute sa révolte personnelle aussi, quand elle avait claqué la porte de l'exploitation familiale pour partir au nord, s'inscrire dans une école d'infirmières.

Halsted ne se savait pas timide. Il se révélait pourtant paralysé devant cette femme superbe qui l'impressionnait, lui, le grand chirurgien. Alors qu'il était plutôt autoritaire dans son travail avec ses collaborateurs et son personnel, il ne savait même plus comment lui adresser la parole. Il avait en effet choisi de garder les distances indispensables pour que sa position restât indiscutable en toutes circonstances. Mais il voyait bien qu'il ne pouvait pas s'adresser à Caroline sur ce ton très distant et impeccablement poli qu'il employait pour les infirmières de son service :

— Mademoiselle, pouvez-vous me défaire ce pansement !

Pour ne pas risquer d'utiliser ce ton patronal, il ne lui adressait plus la parole. En salle d'opération, seul le nom des instruments claquait pour ponctuer les gestes.

— Pinces. Ciseaux. Suture !

Caroline suivait sans un mot de réponse, sans un geste d'impatience. Les assistants et les internes se taisaient, percevant une atmosphère étrange et tendue, sans pour autant en comprendre les raisons.

Pendant ce temps, le prestige d'Halsted au Johns Hopkins grandissait et on parlait de lui pour occuper le poste de chirurgien-chef. Il avait imposé d'appliquer dans sa salle d'opération les idées prônées par Lister, le chirurgien écossais. Ce dernier avait tout de suite saisi l'intérêt des découvertes de Pasteur, quand il avait proposé aux chirurgiens de l'académie de médecine de Paris « de ne se servir que d'instruments parfaitement propres, préalablement exposés dans un air porté à la température de 130 à 150 °C, qu'ils compléteraient par un flambage rapide [...] de se laver les mains avec le plus grand soin... ».

Mais Pasteur était porteur d'une tare indélébile aux yeux des chirurgiens français : il n'était qu'un pauvre chimiste et n'était pas médecin.

— Nous n'avons pas de leçons à recevoir d'un homme qui ne sait même pas ce que sont les miasmes hospitaliers et leur incontournable loi...

Lister, lui, avait compris Pasteur.

Il fut le premier à utiliser des désinfectants sur la peau des malades et des chirurgiens et avait obtenu dès 1864 des résultats spectaculaires : le taux de mortalité de ses opérés était tombé de 50 à 10 %. Il n'hésitait pas à opérer dans une atmosphère d'acide phénique nébulisé par un appareil qu'il avait mis au point.

Le cérémonial adopté par Halsted en 1886 était tout aussi rigoureux. Les instruments étaient stérilisés selon les principes de Pasteur. On nébulisait le champ opératoire grâce à l'appareil de Lister. Tout le monde pleurait autour du patient et le patient aussi, mais Halsted n'en avait cure. On opérait après avoir trempé ses mains nues dans l'acide phénique. Décapant ! Et Caroline nettoyait en permanence les instruments en les trempant dans l'acide et le bichlorure de mercure.

Les résultats étaient au rendez-vous : très peu d'infections. Et Halsted pouvait réaliser l'opération qu'il venait de décrire pour traiter les cancers du sein : la mastectomie radicale, où il enlevait le sein, le muscle pectoral et tous les ganglions axillaires. Lourde opération pour le moins !

*

Un matin, Caroline lui demanda un entretien en particulier.

— Monsieur, je vais être obligée de vous quitter.

Le sol s'ouvrait sous les jambes de William et une foule de suppositions contradictoires s'entrechoquèrent dans sa tête.

Pour toute explication, elle lui tendit ses deux mains. Ses deux belles mains blanches qu'elle exhibait, rouges, boursoufflées et sillonnées de plusieurs crevasses profondes et suintantes :

— Malgré tous mes soins, mes mains ne peuvent guérir. Je ne peux plus vous assister. J'ai les mains les plus laides et les plus douloureuses de tout le Maryland !

— C'est l'acide[1] ? interrogea Halsted.

— C'est l'acide, répondit-elle en piquant un fard.

Halsted lui recommanda très doucement d'arrêter le travail en salle d'opération, le temps nécessaire pour se soigner les mains. Mais il lui demanda également, la supplia presque, de ne pas solliciter une nouvelle affectation. Il allait trouver une solution.

Le visage de Caroline s'éclaira :

— Sachez, monsieur, que mon plus grand désir est de rester travailler à vos côtés.

— Mais... je le souhaite aussi, mademoiselle Hampton. Je le souhaite, balbutia-t-il en la raccompagnant cérémonieusement à la porte de son bureau, réfrénant une furieuse envie de la prendre dans ses bras.

*

Comme toujours dans l'adversité, Halsted réagissait avec rapidité et intelligence. Le soir même, il ressentit le petit picotement au creux de l'estomac qui lui indiquait qu'il était sur la piste d'une bonne idée.

— Il faudrait une seconde peau pour lui protéger les mains.

Dès le lendemain, il prit rendez-vous avec Charles Goodyear, dont on parlait beaucoup, car il avait mis au point une nouvelle technique pour entourer les roues des carrioles

1. L'acide carbolique ou acide phénique et le bichlorure de mercure ou calomel sont des produits utilisés comme antiseptiques dans le passé mais considérés actuellement comme toxiques. Particulièrement irritants pour la peau l'un et l'autre, ils entraînent même une toxicité dermique à type de rougeurs et d'inflammation.

en utilisant du latex. Préparé et vulcanisé selon ce procédé, on pouvait gonfler ce caoutchouc d'air, ce qui formait un pneumatique, permettant d'avancer sur les pavés de façon douce, suspendue et silencieuse.

Une révolution...

— Et avec votre nouvelle matière, ce latex, ne serait-il pas possible de mouler des gants très fins, épousant la forme des mains et des doigts de Mlle Hampton pour la protéger contre les agressions de nos antiseptiques ?

Il n'avait pas traversé une seule fraction de seconde l'esprit d'Halsted que cette technique aurait pu également être utile aux autres chirurgiens de l'équipe, voire au malade pour prévenir les infections manuportées par les opérateurs. Non, le seul souci d'Halsted, à cet instant précis, alors qu'il cherchait à convaincre Charles Goodyear de l'aider, était bien de garder Caroline auprès de lui, parce qu'il n'était pas possible qu'il en fût autrement...

*

Caroline porta les nouveaux gants de Goodyear. Sa dermatose guérit. Elle resta auprès de William, continua de l'instrumenter. L'habitude fut prise, le dimanche matin, de petits cours d'anatomie, où Halsted faisait de l'enseignement aux infirmières du Johns Hopkins. Elles furent quelques-unes à les fréquenter, puis deux ou trois, puis une seule : Caroline. Un jour Osler, cofondateur de l'hôpital avec Welch, surprit ce tête-à-tête studieux et en resta suffisamment marqué pour l'évoquer ensuite dans ses écrits.

On annonça enfin le mariage de William et de Caroline, et Welch, ce vieux Welch, en fut l'incontournable témoin. L'amour et la morale étaient saufs !

Et les gants chirurgicaux, dans tout cela ?

Il faut bien reconnaître qu'Halsted et son équipe trouvèrent cela confortable et les adoptèrent ensuite pour protéger également leurs mains de chirurgiens des antiseptiques.

Il fallut attendre 1896, c'est-à-dire six ans après l'épisode de la dermatose de Caroline Hampton, pour qu'un des élèves du maître, le Dr Joseph Bloodgood, commençât à proposer les gants en chirurgie comme une mesure antiseptique importante, permettant de protéger aussi le patient...

Une fois de plus, une découverte médicale suivait des chemins détournés avant d'aboutir.

*

Caroline et William n'eurent pas d'enfants. Ils continuèrent à travailler ensemble pour réaliser des opérations de plus en plus complexes. Une école de chirurgie s'était formée autour de William, et bientôt le monde entier allait défiler pour le voir opérer.

Welch était content pour son hôpital : William n'avait pas « replongé »...

Quand Halsted fut nommé professeur de chirurgie, Welch fit un magnifique discours devant tout le personnel sur le courage, la sûreté de jugement, le calme et la dextérité de son chirurgien-chef. Halsted supporta toutes ces félicitations avec modestie et répondit avec une dignité parfaite.

En rentrant chez lui, le soir, il prit cependant sa petite dose de morphine, habitude qu'il n'abandonna jamais de toute sa vie...

Les panseuses, bien sûr !

Les panseuses instrumentistes : ces femmes masquées aux côtés du chirurgien, enveloppées de casaques stériles, gantées du latex de Caroline. Elles parlent peu, seuls leurs yeux expriment ce qu'elles sentent. Leurs gestes précis ponctuent l'intervention. On pourrait croire qu'elles ne font que ranger leurs instruments et chercher dans un monceau de pinces celles que réclame le chirurgien toujours impatient ! Il n'en est rien. La vraie professionnelle connaît l'intervention aussi bien que celui qui la réalise.

Je tends la main simplement et l'instrument claque dans ma paume ouverte. Je ne regarde même pas et continue de fixer mon champ opératoire au travers de mes loupes, je sais que c'est le bon outil portant le bon fil que l'instrumentiste m'a plaqué dans les gants.

Une bonne instrumentiste, servie par une bonne panseuse circulante[1], permet de gagner un tiers du temps de l'opération comparée à une équipe de néophytes. Pour certaines opérations, comme celles de la chirurgie cardiaque que je pratique, cela est très important car le risque opératoire est directement indexé au temps de l'arrêt du cœur. Il ne s'agit pas de faire la course, mais celui qui sera le plus bref donnera incontestablement une chance supplémentaire à son patient.

Tous les chirurgiens ne sont pas, comme Halsted, amoureux de leur instrumentiste. Toutes les instrumentistes n'ont sans doute pas le charme et le charisme de Caroline Hampton. Mais il est clair qu'au fil des ans une grande complicité peut s'établir entre le chirurgien et ses collaboratrices. Un grand respect aussi, pour la perfection technique du ballet muet, ou presque, que constitue pour le spectateur une opération réalisée avec brio.

Un chirurgien des hôpitaux, professeur à la faculté, avait choisi, il y a quelques années, d'arrêter d'opérer pour se consacrer à une activité totalement différente : reprendre les

1. La panseuse circulante n'est pas habillée stérilement comme la panseuse instrumentiste. Son rôle est d'alimenter la table d'instruments de tout ce qui va être nécessaire à l'opération ou que réclame le chirurgien.

rênes de l'entreprise industrielle familiale. Interrogé par les journalistes sur les raisons de son choix il les exprimait de façon calme et presque détachée : le besoin de changer de vie, l'impression d'avoir fait le tour du métier de chirurgien, la lassitude de ce métier fait de responsabilité et d'astreinte où se joue chaque jour la vie des hommes... Puis la question vint :

— Mais, professeur, qu'est-ce qui vous manquera le plus dans votre nouvelle vie ? demanda le journaliste.

Le professeur avait réfléchi un instant, puis lâché dans le souffle de l'évidence :

— Les panseuses, bien sûr !

10

Un champ de foire pour l'anesthésie

Où le dentiste Horace Wells a l'intuition des propriétés des gaz anesthésiques devant une baraque de foire. Où il se ridiculise en tentant une démonstration devant les chirurgiens de Boston. Où l'on apprend qu'un autre pionnier de l'anesthésie, William Morton, est victime de son sens des affaires. Où le pauvre Wells finit par se suicider en prison en se tranchant l'artère fémorale sans ressentir aucune douleur grâce au chloroforme...

Jusqu'à la moitié du XIXe siècle, l'acte chirurgical ne pouvait se concevoir qu'à vif, sans anesthésie. Si bien que le meilleur chirurgien ne pouvait être que le plus rapide. On disait qu'il possédait « le tempérament chirurgical ». Il fallait moins d'une minute à Larrey pour réaliser une amputation de cuisse ! C'est aussi le temps qu'il lui fallait quand, revenu dans la pratique civile, il enlevait un sein[1].

1. L'écrivain anglais Fanny Burney raconte avec beaucoup de finesse sa propre expérience de mastectomie avec Larrey. Opérée à Paris, le 30 septembre 1811, elle vivra jusqu'en 1840 avant de mourir à l'âge de quatre-vingt-huit ans. *The Journal and Letters of Fanny Burney (Madame d'Arblay) 1791-1840.*

Au fil des siècles, on avait bien tenté de tout faire pour soulager l'atroce douleur de l'incision chirurgicale. Selon les lieux et selon la mode, on absorbait ou inhalait du pavot, du chanvre, de la mandragore (l'herbe au pendu qui revigore !), des éponges somnifères, des potions opiacées, de la gnôle ou du schnaps ! Ambroise Paré avait tout fait pour supprimer la cautérisation des plaies au fer rouge et la faire remplacer par la ligature des artères. Attitude louable pour les malheureux qui évitaient ainsi l'application du tisonnier brûlant sur leur plaie. En fait, il avait surtout peur des chutes d'escarres à quelques jours de la carbonisation, car elles entraînaient des hémorragies cataclysmiques. Larrey avait noté le rôle du froid au cours de ses campagnes et on avait tenté d'en tirer parti...

Mais au fond, la douleur était inscrite dans notre conception du péché originel, et chacun finissait par s'en accommoder vaille que vaille, comme un mal nécessaire. La douleur frappait toute infraction à la loi biblique, c'était une donnée inéluctable de la condition humaine. Et l'acceptation de cette souffrance était une forme transcendante de dévotion pour se rapprocher de Dieu, pour purifier son âme. Valeur rédemptrice de cette souffrance qui nous rapprochait de la passion du Christ. Il fallait souffrir pour être sauvé... Douleur infinie qui pouvait seule absorber l'infini péché de l'homme.

« Tu enfanteras dans la douleur ! »

Les mots avaient été gravés dans toutes les consciences. La grande malédiction avait été lâchée. Et la douleur de la chirurgie, acceptée pour le bien du patient, était finalement banalisée et sous-estimée par tous. Beaucoup de chirurgiens l'avaient totalement intégrée, et même les cris du patient faisaient partie de leur pratique. C'était un « contact avec le malade » indispensable dans une bonne relation humaine.

Le grand Velpeau (l'homme de la bande !) partageait totalement cet avis :

« Eviter la douleur par des moyens artificiels est une chimère qu'il n'est plus possible de poursuivre aujourd'hui. Instruments tranchants et douleur sont des mots qui ne se présentent pas les uns sans les autres à l'esprit du malade, et donc il faut nécessairement admettre l'association quand il s'agit d'opérations[1]. »

Quant à Magendie, il était encore plus pragmatique :

— Qu'un malade souffre plus ou moins, est-ce là une chose qui offre de l'intérêt pour l'Académie des sciences ?

Si bien qu'un acte chirurgical ne se concevait pas sans la présence de quelques solides gaillards qui contenaient fermement le malade. Ce dernier, bien que théoriquement consentant, pouvait en effet se blesser en gesticulant pour éviter l'horreur d'être découpé vivant.

Est-ce que l'on sait vraiment ce qu'est la douleur ? En fait, on commence à peine à y comprendre quelque chose aujourd'hui. Ce que l'on sait depuis belle lurette, c'est qu'on a tous des récepteurs de la douleur en périphérie (récepteurs nociceptifs), c'est-à-dire situés au bout du doigt, réagissant quand on est coupé, par exemple. Ce récepteur réagit au stimulus (le fil du rasoir, dans notre exemple). L'information « je suis coupé » est conduite à une vitesse variable (entre 15 et 30 m/s) par différentes fibres nerveuses (petites et grosses) jusqu'au premier relais : la corne postérieure de la moelle épinière. La moelle épinière traite alors et module le message « je suis coupé », qu'elle transmet

1. *Leçons de clinique chirurgicale*, 1840, Alfred Velpeau. En fait Velpeau, qui était un homme intelligent, changea d'avis. En 1847, il écrivait : « Les faits de ce genre se reproduisant presque partout et entre toutes les mains, il n'est plus permis maintenant de les regarder comme exceptionnels, et nul doute qu'après des tâtonnements inévitables la chirurgie ne tire un grand parti, un heureux parti des inhalations d'éther dans les opérations chirurgicales. » Cette déclaration était digne d'un élève de Bretonneau qui lui avait appris à distinguer entre « le fait et l'opinion ».

ensuite au tronc cérébral puis au cortex cérébral et en particulier au thalamus[1], où se trouve le second relais.

Mais la douleur n'est pas un phénomène binaire (mal ou pas mal, beaucoup ou pas beaucoup) : il existe à tous les niveaux, dès celui de la moelle épinière, des systèmes d'inhibition qui la « filtrent » et la modulent.

A partir de la moelle épinière, deux grands types de faisceaux ascendants véhiculent le message douloureux jusqu'au cerveau : une voie latérale, rapide, est spécialisée dans la composante sensitive de la douleur, et une voie médiane, plus lente, intervient dans ses composantes affective et émotionnelle.

Dans le cerveau, la complexité est immense : les systèmes de modulation et d'intégration du message douloureux sont multiples. On est certain maintenant qu'il n'existe pas un site unique de la douleur. Pour schématiser, le thalamus, qui reçoit le message « je suis coupé » déjà largement filtré, le projette vers deux groupes de neurones dans le cerveau : le premier se dirige vers le cortex pariétal, qui décrypte la sensation douloureuse pour en déterminer la localisation, l'intensité, la durée et le type (coupure du doigt profonde certes mais pas trop méchante, en l'occurrence); le second se dirige vers le cortex frontal, qui analyse et définit la part émotionnelle du message douloureux (je suis furieux de ma maladresse !).

Et là encore, tout au long de ces circuits, interviennent des systèmes de modulation et d'inhibition auxquels s'ajoutent une myriade de molécules agissant tout au long de cette chaîne pour déclencher, faciliter ou au contraire limiter la transmission du message douloureux. Elles portent des noms charmants et évocateurs (en tout cas pour les neurophysiologistes !) : bradykinine, substance P, glutamate,

1. Le thalamus est un noyau gris central très important qui délimite le 3e ventricule et sert à filtrer les informations qui arrivent au cortex cérébral.

cyclo-oxygénase ou prostaglandines[1]. J'en passe et des meilleurs. Mais elles peuvent également aller « titiller » le système parasympathique et provoquer un malaise vagal. La douleur peut faire « tomber dans les pommes » !

On comprend ainsi facilement qu'il n'y ait aucune raison pour qu'un même traumatisme soit ressenti de la même façon d'un sujet à l'autre, tant les interférences émotionnelles ou sociales peuvent être fortes.

Sans compter que le cerveau peut aussi se tromper : l'amputé perçoit des douleurs épouvantables dans un pied qu'il n'a plus. Le cerveau perçoit bien la douleur du moignon, mais il la projette sur un schéma corporel qu'il n'a pas encore eu le temps de modifier. Il peut aussi se laisser abuser : en cas de brûlure par exemple, on se sent soulagé lorsqu'on frotte avec la main l'endroit où l'on vient de se brûler : le stimulus tactile léger, transmis rapidement par les grosses fibres nerveuses, inhibe le stimulus douloureux intense, transmis plus lentement par les petites fibres.

Ainsi, quels que soient les progrès que l'on fait ou fera en physiologie neurologique, la souffrance restera toujours la résultante du conflit d'un excitant (l'acte chirurgical par exemple) et de l'individu entier. C'est un phénomène subjectif insaisissable pour l'observateur, résultant d'éléments sociologiques où le sexe, le contexte social et l'époque jouent incontestablement un rôle.

On avait ainsi remarqué que le seuil de tolérance à la douleur était inférieur chez la femme. Ce phénomène vient d'être confirmé par des chercheurs, montrant que les femmes possèdent un plus grand nombre de récepteurs

1. Il existe aussi des systèmes inhibiteurs comme la sécrétion d'endorphines survenant en cas de douleurs prolongées. Connaître et synthétiser ces substances endomorphiniques représente un atout colossal sur le plan médical, sur le plan économique, voire sur le plan politique...

cutanés, leur conférant une sensibilité accrue à la douleur[1]...

Inversement, bien des douleurs considérées comme très violentes en Occident sont facilement supportées sous les tropiques (la plus courante étant celle de l'accouchement, dans des pays où la « péridurale » n'est même pas envisageable).

De même peut-on se demander si l'homme des siècles précédents était plus dur au mal que l'homme moderne, habitué à son confort douillet, ou en tout cas plus apte à le dominer, c'est-à-dire, en un mot, plus courageux ? Les chroniques du temps semblent bien nous le prouver.

Quoi qu'en aient pensé bien des chirurgiens de ce temps-là, la suppression de la souffrance allait, non seulement faciliter leur art, mais surtout leur permettre de l'exprimer. Quel progrès opératoire, quelles améliorations techniques pouvait-on entrevoir, en effet, chez un malheureux qui se débattait et qui n'avait de cesse qu'on en finît !

*

Décembre 1844, Hartford, Connecticut.

Horace Wells et son épouse ont décidé de se rendre à la foire qui bat son plein sur la place principale de la petite ville. Horace Wells a vingt-neuf ans, il est dentiste, installé depuis peu à Hartford. Ses affaires marchent bien, il a déjà une belle clientèle, même le gouverneur de l'Etat du Connecticut profite de ses soins, ainsi que sa famille.

Cet après-midi est un moment de détente. Les distractions sont rares à Hartford !

---

1. Dans la peau des femmes la densité des fibres nerveuses est bien supérieure à celle des hommes : 34 fibres nerveuses par centimètres carrés contre 17 chez les hommes, soit deux fois plus. Or avec un nombre plus important de récepteurs, les perceptions cutanées sont davantage véhiculées vers le cerveau. Les femmes au sens littéral du terme sont donc plus sensibles. Qui en avait douté ?

On y respire l'Amérique profonde, celle des colons puritains qui ne badinent pas avec la religion, ceux qui sont arrivés du Massachusetts en 1636 avec le révérend Thomas Hooker pour fonder une nouvelle colonie aux mœurs plus rigoureuses. Wells lui-même a bien failli être pasteur. Homme d'allure distinguée, il se balade sur le champ de foire, son haut-de-forme vissé droit sur la tête, au bras de son épouse Elizabeth. Il n'est pas mécontent d'être dentiste, formé dans la grande école d'Harvard... même si sa profession a mauvaise réputation. Il faut évidemment qu'on souffre le martyre pour consentir à entrer dans son cabinet ! Et le traitement reste bien stéréotypé : le davier, la tenaille pour arracher et encore extirper les chicots mal soignés de ses concitoyens. Lui, ce qui l'intéresse vraiment, c'est la chirurgie conservatrice, celle qui soigne les dents et qui ne les arrache plus. Il vient de mettre au point un nouvel amalgame pour traiter les caries et il pense en obtenir d'excellents résultats. Il essaye aussi de populariser le brossage des dents : « *The clean tooth does not decay !* » est son slogan. « La dent propre ne pourrit pas », d'accord, mais l'essentiel reste de le faire admettre par la population qui ne sait même pas à quoi peut ressembler une brosse à dents !

Avec Elizabeth, ils viennent de s'arrêter devant l'« Académie du gaz hilarant ». Une baraque foraine qu'on retrouve assez fréquemment sur les foires d'Europe et d'Amérique. Le camelot a un bagout extraordinaire. Il tente de faire croire qu'il dirige un vrai laboratoire de recherche pour perfectionner ce fameux gaz qui permet de tout oublier dans un gigantesque éclat de rire, et il se sert de titres ronflants : il est en particulier le « professeur » Gardner Quincy Colton ! Les clients se succèdent, appâtés par l'envie de hurler de rire, les occasions étant plutôt rares à Hartford. Le bonhomme leur fait inhaler une grande goulée de son gaz magique, et c'est vrai qu'ils s'écroulent tous d'un rire qu'ils communiquent aux personnes de l'assistance. Sam Cooley vient de monter sur l'estrade. Il n'est pas franchement ce que l'on peut appeler un rigolo. C'est lui qui dirige les chants au temple, car Horace comme chanteur a tendance à détonner. Il inspire une bouffée. Reste éberlué un instant. Puis son visage, figé habituellement par les rides du sérieux, se détend progressivement pour éclater, tout rouge, d'un rire explosif.

L'éclat de rire dure environ une minute, puis Sam se calme progressivement. Il reste un peu titubant sur les planches, un sourire béat figé aux lèvres, pendant que le professeur Colton poursuit, imperturbable, son boniment. Il va descendre du podium quand, toujours obnubilé, il rate les marches et sa jambe part dans le vide. Un clou dépasse de l'escalier de bois et sa tête pénètre dans le muscle. Emporté par sa chute, Sam s'effondre quatre pieds plus bas, le mollet déchiré par la blessure à travers son pantalon. Une horrible douleur! Par empathie, Horace fait la grimace rien que d'y penser. Mais en fait, Sam ne semble rien sentir. Quelques spectateurs du premier rang l'ont déjà soulevé et remis sur pied.

— Sam, montre-moi cela, tu t'es fait horriblement mal, intervint Horace, en s'approchant du groupe.

— Mais pas du tout, tout va bien, je ne sens rien. Je me ferai un petit pansement à la maison!

Pourtant, la blessure n'est vraiment pas belle, le mollet est déchiré du haut en bas et saigne abondamment. Elizabeth prend un mouchoir et tente d'éponger un peu le sang tout en comprimant...

— Je t'assure, Elizabeth, ça ne me fait pas mal. Je rentre à la maison, ce n'est qu'une écorchure!

Et Sam Cooley s'en va en boitillant un peu, souriant toujours, sans demander son reste.

Horace est alors brutalement traversé par un éclair de génie :

— Et s'il y avait une relation entre l'inhalation du gaz et

le comportement de Sam ? Et si ce gaz était capable de supprimer la sensation de douleur ?

Il faut qu'il en sache plus. Il attend la fin de la représentation et demande à rencontrer le « professeur » Colton. Ce dernier n'est pas ému outre mesure par ce qui est arrivé à son « patient », pour tout dire il n'y a même pas prêté attention. Trop flatté en revanche d'être interrogé par un véritable praticien, il se lance dans une longue diatribe sur les travaux de son « Académie de chimie appliquée » et décrit en détail à Horace la composition de son gaz, persuadé qu'il ne peut voir en lui un concurrent potentiel. Affaires obligent...

— Ce gaz est le protoxyde d'azote, un composé nitré assez simple à fabriquer.

Il se lance dans des explications qui durent plusieurs heures. Horace entrevoit clairement les possibilités d'un tel gaz dans sa pratique.

Pendant ce temps, Elizabeth est rentrée. Elle a préféré faire un détour par la maison des Cooley pour prendre des nouvelles de Sam. Celui-ci commence à avoir mal et accepte maintenant qu'on prenne sa blessure au sérieux. Toute la maisonnée est en effervescence et sa femme a fait appeler à juste titre le Dr Priestley, pour qu'il donne ses instructions.

Colton est prêt à tenter une expérience avec Wells et ils décident de commencer dès le lendemain. Horace a en effet une molaire gâtée à extraire sur lui-même. C'est son assistant John Riggs qui devait s'en charger. Qu'à cela ne tienne, ce sera lui, Horace, qui tiendra le rôle du cobaye. Colton est présent, il est venu avec une bonbonne de son gaz, qu'il fait profondément inspirer à trois reprises à Horace. Celui-ci se sent bien, n'éclate pas pour autant de rire, prouvant par là même que ne rit que celui qui le veut bien.

Riggs s'approche, le davier à la main. Il est habile et rapide, John, un dentiste dans l'âme ! En quelques secondes il a saisi la dent, effectué les quelques mouvements de levier pour la mobiliser, manœuvres habituellement extrêmement douloureuses, et en un clin d'œil il extrait la molaire. Le goût du sang chaud inonde la bouche d'Horace. Il n'a rien senti...

Au cours des jours suivants, Colton initie correctement Wells à la préparation et à l'administration du protoxyde d'azote et il peut l'essayer au cabinet sur quinze de ses malades qui s'en déclarent ravis. Persuadé qu'il tient une découverte fondamentale, Horace Wells cherche à poursuivre et à compléter cette découverte. John Riggs est un formidable dentiste, mais la recherche sur les gaz ne l'intéresse pas. Alors, Wells contacte un de ses anciens élèves, William Morton, qui exerce maintenant à l'hôpital de Boston, le Massachusetts General Hospital, dépendant de la faculté de médecine d'Harvard[1].

*

Avec William Morton, qui comprend immédiatement l'intérêt de la découverte, les choses s'accélèrent.

Ils s'aperçoivent tout d'abord que le Dr Crawford Long, qui opère à Jefferson en Georgie, a déjà effectué en 1842 une anesthésie à l'éther pour enlever une tumeur du cou chez un de ses patients. Il n'a pas jugé utile de publier ou de le faire savoir à ses collègues[2], mais continue de le faire régulièrement, notamment chez les enfants. Ce fait renforce l'idée de Wells : il faut se faire connaître et organiser une démonstration publique. Morton se tourne alors vers un de ses patrons, Charles Jackson, qui dirige le laboratoire de chimie analytique de Harvard. Celui-ci reste sceptique...

1. En réalité, la découverte des propriétés anesthésiantes du protoxyde d'azote revient au chimiste Humphry Davy (1778-1829) et à son élève Michael Faraday (1791-1867). Mais ces derniers n'ont jamais eu l'idée d'utiliser le gaz en médecine ! Sans doute n'avaient-ils jamais eu mal aux dents ?

2. Le travail a été finalement publié en 1848, soit six ans après, dans le *Southern Medical and Surgical Journal*. Il faut dire que la bagarre pour savoir qui était le vrai inventeur de l'anesthésie générale venait de commencer...

Sans se décourager, il se tourne vers John Warren, le grand chirurgien du Mass General Hospital. Lui aussi est dubitatif. Mais il accepte une démonstration dans son amphithéâtre opératoire. Wells présentera les effets de son protoxyde d'azote. Un malade sera programmé pour une opération. Rendez-vous est pris pour le 20 janvier.

Horace Wells est ému, il revient sur le lieu de ses études. Il se sent un peu comme un étudiant qui passerait ses oraux. Malheureusement, le patient qui devait être opéré vient de refuser l'intervention. Qu'importe, il fera son exposé :

— Monsieur le professeur, commence-t-il d'un ton emphatique, j'ai l'honneur de venir en ces lieux prestigieux vous communiquer une observation que j'ai faite et qui est susceptible de changer radicalement notre pratique professionnelle.

Warren ne dit mot. Il caresse son nez en forme de bec d'aigle, tiraille ses rouflaquettes et ne laisse filtrer aucune émotion. Il est dans son rôle de grand patron, prêt à juger sans aménité un collègue qui cherche à s'illustrer. Horace est décontenancé par cette attitude. Il aurait aimé qu'on le mette un peu plus en confiance... Il en arrive pourtant au terme de son exposé qui s'est plutôt bien passé. Alors, emporté par son élan, il en fait trop :

— N'y a-t-il personne parmi vous, dit-il au débotté, qui aurait besoin qu'on lui arrache une dent ? Je pourrais le faire ici même, et vous démontrer ainsi l'efficacité de ma méthode.

Un étudiant qui se trouve au quatrième rang de l'amphithéâtre lève la main et dit :

— J'ai bien une molaire qui me fait souffrir depuis plusieurs semaines. Je suis volontaire !

Il descend les gradins sous les applaudissements de ses condisciples, ravis de l'aubaine et s'apprêtant à jouir d'un spectacle de corrida. L'étudiant se place dans le fauteuil et désigne à Horace la dent qui le fait souffrir. Pas commode !

C'est une troisième molaire, une dent de sagesse, incarcérée en plus, avec une belle tuméfaction au niveau de la racine. Horace commence à s'agiter autour de la machine de Colton. Ses préparatifs n'ont rien à envier à ceux habituels à l'« Académie du gaz hilarant ». Ce qui provoque les sourires de l'assistance et fait couler des sueurs froides à son patient. Enfin, après avoir bidouillé plusieurs manettes dans tous les sens, il fait inhaler le jeune étudiant dans son sac de protoxyde.

La démonstration est un échec cuisant. L'étudiant est certes débarrassé de sa molaire mais il se met à hurler comme un cochon qu'on égorge. L'assemblée commence à vociférer tous les noms d'oiseau en sa possession. Et le jugement de Warren tombe comme un couperet : « C'est une farce ridicule[1] ! » Horace s'en va sous les huées, totalement dépité.

Que s'est-il réellement passé ? Il est impossible de le dire. Il est vraisemblable qu'Horace, ému par les lieux et précipité dans ses manœuvres, se soit trompé dans le dosage, et que la quantité de gaz inhalé ait été insuffisante. Peut-être a-t-il tout simplement ôté trop tôt son sac anesthésiant du visage de son patient ? Il est aussi possible que l'étudiant en ait un peu « rajouté » en criant pour amuser la galerie ; quelques années plus tard, il osait avouer que la douleur, si elle avait bien été réelle, lui avait cependant semblé moins importante que celle à laquelle il s'attendait.

Wells est discrédité et son protoxyde aussi. Il prend très mal la chose et préfère couper tout ce qui le rattache à l'anesthésie, la dentisterie et même l'Amérique. Quand on est puritain, on sait se flageller. Il part, laisse son cabinet à

1. Le mot employé par Warren en anglais fut *humbug* que l'on peut traduire en effet comme « farce », « blague » ou « canular », ridicule en tout cas. Il le réemploiera, à dessein vraisemblablement, dans la démonstration suivante effectuée par Morton.

Riggs. On le retrouve à Paris, où il est devenu... marchand de tableaux !

Mais la pénitence n'est pas suffisante. Le destin doit encore lui faire expier son crime. Horace n'en a pas fini avec les gaz anesthésiques...

*

Morton, lui, est plus tenace. Bien qu'ayant servi de *go between* entre Wells et Warren, il est resté d'une discrétion prudente. Il n'a pas participé au désastre du 20 janvier. Au fond, l'échec de Wells l'arrange bien. Ce ne sont pas les scrupules qui l'étouffent.

Il revient après avoir continué ses recherches, sur l'éther. Il est retourné voir Jackson le chimiste, qui a été effrayé par ses intentions :

— Tout cela peut être dangereux. Des réactions secondaires sont possibles. Faites ce que vous voulez. Mais je vous interdis d'associer mon nom à ce travail !

Morton est sûr de lui. Il ne peut pas échouer...

Comment a-t-il convaincu Warren de tenter une nouvelle expérience avec cette fois « sa » propre méthode ? Qu'a-t-il dit sur Horace qui a disparu corps et bien de l'univers bostonien ? Comment a-t-il présenté les effets de l'éther ? On ne sait pas. Mais on peut penser que Morton a su mener sa barque en employant tous les arguments possibles.

En fait, son idée est simple. Une telle invention doit lui rapporter de l'argent. Mais l'éther, tout le monde connaît ! Alors il décide de vanter sa technique grâce à un gaz de sa composition, qu'il aurait breveté.

— J'ai nommé ce gaz de mon invention le « Letheon », fit-il à Warren. Son efficacité est surprenante.

La nouvelle date est fixée au 16 octobre 1846 à 10 heures du matin. Même lieu qu'avec Wells, mais le malade est bien au rendez-vous cette fois. Il s'appelle Gilbert Abbott, il a vingt ans, plutôt malingre, il souffre d'une énorme tumeur au cou. Le public est là aussi, car Warren a convié tous ses collègues. Au premier rang s'alignent les redingotes de Bigelow, de Pearson, de Gould et de Wellington... Tous les grands patrons de la chirurgie américaine. Les étudiants, toujours rigolards (certains étaient présents à la « démonstration » de Wells !), s'entassent sur les gradins.

Une seule personne manque : Morton...

Warren, imperturbable, bien que gêné du contretemps, prend la parole pour faire du remplissage, pendant qu'on prépare les instruments et qu'on installe le malade sur la table d'opération.

— Gentlemen, je vous ai conviés à cette démonstration que doit nous faire le Dr Morton, dentiste de l'hôpital. Il a réussi, grâce à un gaz de sa préparation, à endormir ses patients pendant l'acte chirurgical et travailler ainsi sans déclencher de douleurs. Si cela se confirme, nous serions à l'aube d'une nouvelle ère.

Toujours pas de Morton. Il est 10 h 15...

Warren, ponctuel comme une pendule, ne peut comprendre le retard, surtout pour une telle occasion. Il prend son bistouri, regarde la porte désespérément close et annonce, pincé :

— Le Dr Morton semble nous faire faux bond. Je crains qu'hélas tout cela n'ait été qu'une fois de plus une mauvaise farce (*humbug*, décidément le mot lui plaît !). Il n'y a pas de miracle... Alors procédons comme à l'ordinaire.

Le pauvre Gilbert Abbott, le patient, prend l'air désespéré de celui qui va endurer un supplice.

A cet instant, Morton, rouge et soufflant, pénètre brusquement dans l'amphithéâtre :

— Excusez-moi, monsieur, un incident dans la mise au point de mes appareils. Je suis prêt maintenant.

Warren reste de glace :

— Monsieur, votre patient vous attend !

Morton s'approche du jeune homme :

— Avez-vous peur ?

— J'ai pleinement confiance en vous, docteur.

Morton porte l'embout de son appareil aux lèvres du malade et le prie de respirer profondément. Warren pique le bras du futur opéré avec une aiguille :

— Sentez-vous quelque chose ?

— Non.

La réponse se perd dans les limbes, Gilbert Abbott dort. Morton se recule alors et, avec un geste ample d'offrande, il s'adresse à Warren :

— Monsieur, votre malade est prêt.

Avec des gestes sûrs et parfaitement rodés, le chirurgien pratique l'incision, dégage rapidement la tumeur, ligature les vaisseaux, suture la peau, tandis que l'opéré reste immobile avec un sourire léger sur les lèvres. Lorsque tout est terminé, Gilbert Abbott s'éveille lentement, regarde autour de lui. Morton s'approche du jeune homme et demande :

— Avez-vous eu mal ?

— Non, docteur, absolument pas, j'ai senti qu'on me touchait le cou, puis plus rien, et je crois bien... que j'ai rêvé.

Les mots de Gilbert Abbott tombent dans un silence total. Chacun retient sa respiration. Warren lui-même est ému. Il ajoute d'une voix douce les mots devenus célèbres :

— *Gentlemen, this is no humbug !* (Messieurs, cela n'est pas une blague.)

L'assistance éclate alors en applaudissements. Morton est félicité, entouré, interrogé, adulé...

Plus tard, se souvenant de ce jour mémorable, Elizabeth Morton écrira : « Je ne vis pas mon mari pendant douze longues heures, les minutes s'écoulaient avec une lenteur désespérée, j'étais assise à la fenêtre, attendant d'un moment à l'autre la venue d'un messager, qui m'annoncerait que l'expérience s'était terminée par un accident mortel. Mon mari arriva vers quatre heures de l'après-midi, son visage était grave et je crus un moment que mes craintes s'étaient réalisées. Il me prit alors dans ses bras et me dit : “Ma chérie, j'ai réussi, mon expérience a été un succès, comprends-tu ce que cela signifie ?” »

*

A ce moment-là, William Thomas Green Morton, galopant sur les nuages, pensait avoir atteint le firmament et connaître la fortune et la reconnaissance de tous. Il n'en était qu'au début d'un long et douloureux chemin, comme si tous ceux qui avaient participé à la naissance de l'anesthésie devaient être frappés par une malédiction transcendante.

Il n'avait, bien entendu, pas échappé à Warren que son fameux « Letheon » sentait à s'y méprendre l'odeur si particulière de l'éther sulfurique, que chacun connaissait bien dans un hôpital. Et faire breveter une substance aussi connue, même pour une indication nouvelle, allait se révéler problématique. Morton commença un chemin de croix pour faire admettre son antériorité et percevoir les royalties qu'il jugeait méritées. Par trois fois il écrivit une pétition au Congrès des Etats-Unis d'Amérique pour obtenir la reconnaissance de sa découverte, et donc obtenir les droits aux bénéfices qui en découlaient. Il demanda même une entrevue avec le président des Etats-Unis, Franklin Pierce, pour appuyer sa demande. Mais partout, il échoua.

En plus, le professeur Charles Thomas Jackson, qui pourtant s'était totalement désolidarisé de ses recherches initiales et qui lui avait même demandé de ne pas utiliser son nom pour une utilisation clinique de l'éther, qu'il jugeait risquée, voire dangereuse, affirma, *urbi et orbi*, être le véritable découvreur des effets anesthésiants de l'éther. Il s'ensuivit alors une controverse qui dura plusieurs années et se compliqua de suites judiciaires. Morton fut ruiné. Où était la fortune qu'il avait entrevue le soir du 16 octobre ?... Le manque de reconnaissance du monde et l'absence de récompense en proportion de sa contribution au bien-être humain l'affectèrent profondément. Il mourut brutalement à l'âge de quarante-huit ans d'une « congestion cérébrale » le 15 juillet 1868, indigné à la lecture d'un article dans la revue *Atlantic Monthly* qui créditait l'invention de l'éthérisation à Jackson, devenu son ennemi personnel.

Quelques années plus tard, Jackson mourut aussi, dans un asile d'aliénés, incapable et dément.

*

Et Horace dans cette saga, Horace Wells, que devint-il ? On l'avait quitté marchand de tableaux en Europe. Il était devenu entre-temps ornithologue... Mais l'anesthésie, pour son malheur, ne l'avait pas quitté. Lui aussi voulait être reconnu comme l'« inventeur » de la technique. Après tout, il était bien celui qui avait réussi la « première » avec du protoxyde d'azote, même si les événements ne l'avaient pas servi.

En 1847, il était rentré à New York et vivait en donnant des conférences sur l'ornithologie (!), quand il fut frappé par la communication d'un certain Simpson, accoucheur écossais, qui décrivait les propriétés d'un nouveau gaz pouvant être utilisé au cours des accouchements : c'était le chlorodifluorométhane, c'est-à-dire le chloroforme.

Et pour vérifier ses propriétés, conformément à son habitude, il le testa sur lui-même à plusieurs reprises. Puis il en prit l'habitude.

Quel était l'effet du chloroforme qui plaisait tant à Horace ? Sûrement pas les maux de tête épouvantables qui sont pourtant fréquents. Vraisemblablement, l'ivresse que l'on obtient à certaines doses, l'impression d'être un autre homme, un homme différent. Il faut imaginer Horace Wells cherchant la dose et la profondeur d'inhalation qui lui apportent cet effet. Lui le puritain, lui qui avait failli devenir ministre du culte, lui qui était si fier de sa bonne renommée, de sa notoriété, qu'allait-il donc chercher dans ce nouveau personnage qu'il devenait sous l'influence de la drogue ? Véritable Dr Jekyll avant l'heure, il cherchait son Mr Hyde[1]...

Ce soir-là, il était comme fou.

Encore plus excité que d'habitude. Après avoir inhalé sa dose, il prit une bouteille d'acide... sulfurique, prêt à en découdre avec le vice, avec Satan qui avait envahi la terre, avec tous ceux qui lui avaient fait du mal ! Dans le froid glacé de la nuit d'hiver, il arpentait la 47e Rue, quand il fut abordé par deux prostituées qui cherchaient fortune. Alors, toute sa rage le submergea, il leur balança l'acide sulfurique à la figure...

Mr Hyde !

Hurlements des filles que l'acide commençait à ronger...

Les policiers en vadrouille arrivèrent en courant sur les lieux du crime et appréhendèrent Wells, qui restait complètement hébété par son propre geste et n'avait même pas cherché à s'enfuir. Horace se retrouva en prison, et il reprit ses esprits progressivement en réalisant alors l'étendue du désastre.

Il comparut immédiatement devant le juge. Pâle, défait, à moitié dépenaillé, la cravate dénouée, il se répandit avec des accents mélodramatiques mais sincères sur son désespoir, reconnut toutes ses fautes et son incommensurable responsabilité et lui clama son désir impératif d'expier sa faute. Sans doute ému par ce personnage hors du commun, le juge consentit à lui permettre de retourner chez lui, escorté d'un policier, pour prendre ses affaires personnelles en perspective d'un long séjour dans l'horrible prison de Tombs.

Mais Wells avait son idée. Elle était noire...

Sans que le malheureux policier s'en aperçût, il parvint à

1. Robert Louis Stevenson ne publia *The Strange Case of Dr Jekyll and Mr Hyde* qu'en janvier 1886. Il y raconte l'histoire d'un médecin, le Dr Jekyll, qui sous l'influence d'une drogue devient l'horrible Mr Hyde.

cacher une bouteille de chloroforme et un bistouri au fond de sa mallette. Et se retrouva incarcéré quelques heures plus tard, sans être fouillé par les gardiens.

Alors, au fond de sa cellule, comprenant qu'il avait tout gâché, qu'il avait perdu son honneur, il écrivit : « Je reprends la plume pour finir ce que j'ai à dire. Grand Dieu ! Comment en suis-je arrivé là ? Tout cela ne serait qu'un songe ? Avant minuit, j'aurai payé ma dette à la nature, et il le faut ; car, quand je sortirai libre demain, je ne pourrai vivre en m'entendant appeler un malhonnête homme. Et Dieu sait que je ne le suis pas. Ah ! Ma chère mère, mon frère, ma sœur, que vous dirai-je ? Mon désespoir ne me permet que de vous dire adieu. Je vais mourir ce soir avec la conviction que Dieu, qui connaît tous les cœurs, me pardonnera cet acte terrible. Je vais passer en prière ce qui me reste de temps à vivre. Quel malheur pour ma famille ! Et ce qui me cause le plus d'angoisses, c'est de voir mon nom se rattacher à une découverte scientifique qui l'a rendu familier à tout le monde savant. Et maintenant que je puis encore tenir ma plume, il faut que je leur dise adieu à tous ! Oh ! Mon Dieu, pardonnez-moi ! Oh ! Ma chère femme et mon enfant, que je laisse sans moyens d'existence, je voudrais vivre et travailler pour vous ; mais je ne le puis, je deviendrais fou ! Je me suis procuré l'instrument de ma destruction lorsque la personne chargée de me garder m'a permis hier de monter dans ma chambre. »

Alors, dans sa petite cellule, il inhale son cher chloroforme, prend son bistouri, et calmement, sans ressentir aucune douleur, dénude bien proprement son artère fémorale gauche, qu'il tranche d'un coup sec. Le sang inonde la pièce, jaillissant en saccades. La première atteint la porte. Les suivantes s'épuisent progressivement. Wells s'écroule. Il est mort. Il a trente-deux ans !

*

Ironie du sort, lui qui avait tant cherché la reconnaissance ne sut jamais que l'Académie royale de médecine venait de lui voter « tous les honneurs pour avoir découvert et appliqué l'usage des vapeurs et des gaz, afin que les opérations chirurgicales puissent être effectuées sans douleur ». La notification arriva à New York, quatre jours après sa mort.

L'accouchement de la reine Victoria

« Tu enfanteras dans la douleur ! »

Les paroles de la Genèse sont fortes et ont marqué les âmes. Plus qu'un commandement, c'est la punition de Dieu. Dieu punit Eve pour sa désobéissance : « Je multiplierai les peines de tes grossesses et dans la peine tu enfanteras des fils... »

Le christianisme, prenant le relais du grand Moïse, a donc longtemps considéré cette douleur du travail et de l'accouchement comme un moyen annoncé d'effacer le péché originel pour tenter de mériter la grâce divine. A tel point qu'au Moyen Age, tenter de la réduire ou même de l'atténuer ne pouvait qu'être un péché mortel, qui valut, bien entendu, le bûcher à certaines malheureuses adeptes d'une anesthésie balbutiante au prétexte d'une sorcellerie avérée.

Pour casser la règle millénaire, il fallait une personnalité d'un poids moral indiscutable, si possible chef de religion et souverain d'un empire universel. Mieux encore, si ce souverain pouvait être une souveraine...

Il n'y en avait qu'une et l'accouchement sans douleur reçut de l'histoire ce cadeau, quand la reine Victoria, reine du Royaume-Uni, impératrice des Indes, chef de l'Eglise d'Angleterre, décida de mettre au monde son huitième enfant sous anesthésie au chloroforme selon la technique mise au point par Simpson en 1853.

— Le docteur nous donna ce chloroforme béni, avec ses effets apaisants, tranquillisants et absolument délicieux, dira la reine après son accouchement.

J'ai déjà brièvement évoqué James Young Simpson en tant que celui qui avait proposé le chloroforme comme anesthésiant, chloroforme qui avait conduit le malheureux Wells à sa perte. Personnalité brillante et attachante, Simpson mérite, en fait, mieux qu'une citation. D'abord parce qu'il fut réellement un des pionniers de l'anesthésie, mais aussi parce que, étant accoucheur à Edimbourg, il allait se heurter de plein front avec les conformismes et les diktats religieux, lui dont le souci majeur était de soulager la douleur de ses parturientes.

Dès qu'il entendit parler des recherches de Morton en 1846, il se lança avec ses assistants dans une expérimentation tout aussi personnelle que celle de Wells.

Néanmoins, l'éther ne le convainquit pas !

— Et pourtant, ça marche ! me direz-vous.

— C'est vrai, mais Simpson est accoucheur et, comme chacun sait, l'accouchement n'est pas une intervention programmée et peut s'effectuer à n'importe quelle heure du jour ou de la nuit.

— Et alors, l'éther n'est pas moins efficace quand on l'utilise en nocturne ?

— Certes, mais nous sommes en 1846 et l'accoucheur ne peut s'éclairer qu'à la bougie. Simpson comprend immédiatement le danger de jouer avec un gaz aussi inflammable en salle de travail ou, pire, au domicile des bourgeoises et des aristocrates dont il s'occupe...

A la recherche de nouveaux produits, lui qui était tout sauf chimiste, Simpson rencontra en novembre 1847 un certain Dr Guthrie, qui avait mis au point un nouveau liquide aux propriétés anesthésiques : le chloroforme. Malheureusement, les tests auxquels Guthrie se livra dans son laboratoire ne se révélèrent pas concluants et il s'apprêtait à abandonner. Avant de se résigner à laisser filer ce nouvel espoir, Simpson et ses deux adjoints, Keith et Ducan, décidèrent de tester le produit sur eux-mêmes, selon leur (vieille) habitude.

Dans la nuit du 4 novembre 1847, ils choisirent de tester tous trois ensemble (incroyable légèreté !) l'inhalation du nouveau liquide. Keith s'écroula le premier, suivi rapidement par les deux autres apprentis sorciers. Comme tout cela se passait au domicile des Simpson, Mme Simpson, sa sœur et sa nièce, qui surveillaient discrètement les manigances de ces grands enfants, accoururent alertées par le bruit d'une chute brutale et découvrirent avec horreur les trois hommes au sol, apparemment... morts. Simpson se réveilla le premier, reprit ses esprits rapidement et, se dégageant de l'étreinte de sa femme, fit connaître à tous son avis de connaisseur :

— C'est bien mieux et bien plus fort que l'éther !

Cette anecdote fit le tour des gazettes du monde entier, avec des dessins évocateurs à l'appui, comme savaient les imaginer les journalistes qui recherchaient (déjà) le sensationnel. Le chloroforme réussit ainsi une entrée en fanfare dans l'histoire de la médecine.

L'anesthésie de la reine (on dira longtemps l'anesthésie « à la reine » !) ne permit pas cependant de dénouer en un clin de forceps toutes les réticences. Au Royaume-Uni, cependant, les femmes de la haute société firent rapidement valoir ce qu'elles considéraient comme un droit de ne plus souffrir. En France, en revanche, la progression fut plus lente du fait de la réticence des médecins et des préjugés des milieux catholiques. Ce n'est vraiment qu'en 1952 que l'accouchement sans douleur commença d'être pratiqué à la maternité des Bleuets à Paris, sous l'impulsion du Dr Lamaze et le soutien du syndicat de la métallurgie, auquel appartenait la clinique. Des intérêts politiques se mêlèrent à la médecine, et le parti communiste, nouveau chantre de l'accouchement sans douleur, fit déposer en 1953 un projet de loi pour généraliser l'enseignement de la méthode, alors que le conseil de l'Ordre venait de traduire Lamaze et ses collègues devant sa juridiction.

Et les catholiques, dans tout cela ?

En principe, depuis 1956, le pape Pie XII avait déclaré devant une assemblée de gynécologues :

— La méthode est irréprochable du point de vue moral.

Certains pourtant restèrent sceptiques. La douleur de la femme n'était-elle pas voulue par Dieu ?

Simpson, lui-même fervent catholique, avait été confronté de son temps à toutes ces critiques. En bon débatteur, il répliquait toujours en citant l'extrait de la Genèse dans lequel Dieu avait cru bon d'anesthésier Adam pour la naissance d'Eve :

— Le Seigneur Dieu fit tomber un profond sommeil sur Adam, qui s'endormit. Et pendant qu'il dormait, Dieu prit une de ses côtes et forma de nouveau la chair à sa place. Et le Seigneur Dieu, une fois qu'il eut enlevé la côte à Adam, créa la femme...

Alors, disait Simpson, ce serait bien injuste d'empêcher les femmes d'accoucher « à la reine » ?

11

Un poulailler pour le béribéri

Où je me heurte aux rapports complexes entre médecins et télévision. Où le capitaine Christiaan Eijkman, médecin militaire à Java, cherche à comprendre une maladie mystérieuse, le béribéri, en expérimentant chez les poulets de sa basse-cour. Où finalement il découvre les vitamines en chassant une bactérie...

C'était un talk-show sur la santé à la télévision. Le sujet en était « Ce qu'il faut faire pour rester en bonne forme ! ». Le genre faisait florès depuis plusieurs années. Le producteur, qui me balançait du « monsieur le professeur » long comme le bras, me vantait sa série :

— Vous savez, monsieur le professeur, les téléspectateurs sont très friands de tout ce qui touche à leur santé. Notre série a du succès parce que nous essayons de répondre, avec des grands noms comme les vôtres, à leurs petites interrogations de tous les jours. Je vous sens réticent, mais ce que l'on peut appeler une vulgarisation de qualité permet de faire progresser les connaissances de tous et d'éduquer les gens sur de grands problèmes de santé publique. Regardez ce que nous avons obtenu avec le tabac ou le cholestérol. Progressivement, les gens ont pris conscience que leur comportement pouvait favoriser ou au contraire prévenir la maladie cardiaque. Et les résultats se font sentir statistiquement !

— Je vous l'accorde, mais le message que l'on doit donner dans ce genre d'émission est tellement réducteur qu'il ne peut être que caricatural. Il reflète mal la réalité scientifique qui, elle, est beaucoup plus complexe.

— C'est bien pour cela qu'on fait appel à vos capacités de synthèse, monsieur le professeur. Un message simple et exact, voilà ce qui est difficile à obtenir...

L'émission était partie sur tous les poncifs du genre. Ne pas manger de graisses animales, ne pas fumer, faire de l'exercice, consulter régulièrement son médecin... La présentatrice, charmante petite brune aux yeux verts, relançait les questions et distribuait la parole aux professeurs attablés autour d'elle, en suivant le fil conducteur de son débat. Elle se retourna brusquement vers moi, changeant de sujet :

— Et vous, professeur, prescrivez-vous des suppléments vitaminiques pour améliorer la forme de vos patients ?

— Aucun. Dans un pays comme le nôtre, la carence en vitamines n'existe pas, sauf dans des cas de pathologie très particulière, comme l'alcoolisme chronique, par exemple.

— Pourtant, les malades en demandent. Ils trouvent pour la plupart – je lis leur courrier... – que ça leur fait le plus grand bien.

— Ce n'est pas parce qu'ils le pensent que c'est obligatoirement vrai. L'effet placebo est universel. Cela me gênerait beaucoup que les téléspectateurs tombent dans cette folie américaine qui fait acheter dans les drugstores des boîtes entières de pilules de vitamine C ou de vitamine E, pour en prendre des doses qui, de toute façon, seront éliminées en quelques heures.

— Vous dites donc que c'est inutile.

— Je persiste. Pour quelqu'un en bonne santé, se nourrissant normalement, les suppléments de vitamines sont inutiles et dans certains cas nocifs.

La présentatrice, un peu étonnée, car elle s'attendait à un plaidoyer de ma part pour la sacro-sainte vitamine C, préféra changer de conversation et interroger un de mes collègues, médecin rééducateur, sur l'intérêt de pratiquer un sport. Sujet sur lequel il se répandit avec bonheur...

Je pensais personnellement que le sport n'était pas à conseiller à partir d'un certain âge, qu'il ne fallait pas le confondre avec la pratique d'un exercice, comme la marche ou la bicyclette, et que le mot sport, lui aussi sacralisé par la télévision, qui supposait la compétition et le dépassement de soi, était formellement à proscrire après cinquante ans. Combien avais-je vu de ces hommes qui avaient commencé à transpirer sur les stades pour perdre une petite brioche de l'âge mûr et qui s'étaient écroulés brutalement, terrassés par un infarctus du myocarde, sans prodromes avant-coureurs... Quand on demandait à Winston Churchill le secret de sa longévité, il répondait, imperturbable, le cigare aux lèvres : « *No sport. No sport... Never...* »

— Vous ne semblez pas d'accord avec ce qui vient d'être dit ? demanda-t-elle en se retournant vers moi.

J'avais oublié que la caméra percevait à la perfection le moindre signe sur un visage :

— En effet, je ne partage pas tout à fait l'opinion de mon collègue.

A la fin d'une telle émission, il était habituel de se retrouver entre organisateurs et participants, après la séance de démaquillage, pour partager une coupe de mauvais champagne tiède, servi dans des gobelets en matière plastique. Temps des congratulations et du « débriefing ». Le producteur s'approcha de moi, tout sourires :

— C'était formidable, très vivant. Je pense qu'on a eu une bonne audience. Très bien, votre intervention sur les vitamines. Mais je dois vous confesser que je ne sais pas très bien moi-même à quoi servent les vitamines. Je ne sais même pas ce que le mot veut dire.

— Les vitamines sont les amines vitales. Elles ont été découvertes par hasard, comme beaucoup de choses en médecine, grâce aux poules d'un poulailler de Java.

— Mais c'est passionnant ce que vous me racontez ! On pourrait en faire une émission...

*

Amsterdam, 1883

— La médecine militaire est à la médecine ce que la musique militaire est à la musique !

On avait tout dit sur les médecins militaires. Et souvent en des termes choisis... Pourtant, ils faisaient les mêmes études que les autres, ils passaient les même concours, et soutenaient une thèse, dirigée par un patron civil le plus souvent. En plus, ils devaient réaliser une année supplémentaire d'application dans un hôpital d'instruction des armées. Au fond, s'il y avait un avantage à être médecin militaire, outre l'uniforme qui plaisait à certains, c'était que les études étaient prises en charge par l'armée. En revanche, un médecin militaire devenait un officier et, comme tel, il se devait ensuite d'accompagner les troupes là où elles se trouvaient ; cela faisait partie du contrat.

Pour Christiaan, septième enfant de la famille Eijkman, né à Nijkerk en plein centre de la Hollande, l'armée lui avait permis d'être un médecin, bien formé, auprès de maîtres prestigieux, sans trop peser sur les finances de ses parents.

Si bien que sa thèse soutenue (sur la polarisation des nerfs), il lui fallut bien partir pour le service armé, c'est-à-dire pour les Indes néerlandaises, dans ces grandes îles-continents où se trouvait Batavia[1].

Au fond de lui, Christiaan était plutôt content : « Enfin, les choses sérieuses allaient pouvoir commencer », pensait-il sur le bateau qui faisait route vers les Indes.

Il était fier de cet empire que son pays et ses navigateurs s'étaient taillé dans les îles de la Sonde. Cela allait le changer du plat pays. On lui avait bien dit que le climat n'était pas très facile : très chaud et très humide, mais cela aussi allait le changer des frimas d'Amsterdam. Quand on a vingt ans, on se doit d'être aventureux...

Et puis, pour un médecin, quel champ d'expérience... Toutes ces pathologies tropicales encore mystérieuses pouvaient lui apporter des observations inconnues, des publications prestigieuses et la renommée dont il rêvait ! Christiaan considérait comme un devoir d'apporter à ces populations, que Dieu avait placées sous l'autorité du royaume, les soins, l'enseignement et la civilisation. La colonisation supposait des devoirs !

Il rêvait d'aventures, appuyé sur le bastingage du bateau qui l'emportait vers Batavia, tout en caressant les pointes de ces belles bacchantes qu'il avait laissées prospérer pour donner un peu d'autorité à son visage encore enfantin.

Quelle chaleur étouffante !

Le voyage fut épuisant. Il se retrouva d'abord cantonné à Semarang, seconde ville après Batavia au nord de Java, puis à Tjilatjap, sur la côte sud. Ce port était protégé par l'île de Nusa Kambangan, où les militaires avaient installé les camps de prisonniers sous haute sécurité, prisonniers politiques pour la plupart.

---

1. Batavia était le nom du siège de la Compagnie néerlandaise des Indes orientales en Insulinde jusqu'en 1799, puis de la capitale des Indes néerlandaises. Son nom moderne est Jakarta, capitale de la république d'Indonésie.

Puis, s'éloignant un peu plus du centre logistique des troupes, il fut affecté à Sumatra cette fois, dans la petite ville de Padang. On envoyait plutôt les jeunes officiers dans les postes éloignés, après une phase d'adaptation en ville de garnison. Ce village de Padang avait la réputation d'être celui des tsunamis. Accueillant !

Au début du siècle, un de ces raz-de-marée l'avait détruit ; on avait même retrouvé un bateau de 200 tonnes projeté à un kilomètre dans les terres. Une belle vague !

Mais en dehors de ces événements, qui ne survenaient finalement que deux fois par siècle, la ville était plutôt calme, habitée essentiellement par des pêcheurs illettrés qui ne parlaient que leur dialecte. Les seuls indigènes avec lesquels on pouvait communiquer étaient les privilégiés qui avaient été pris en charge dès leur plus jeune âge dans les écoles élémentaires animées par les religieuses protestantes, ou la foule des serviteurs des personnels de la garnison qui apprenaient les quelques mots de flamand nécessaires à leur travail. Schéma classique !

Il avait commencé à se familiariser avec certains types de malades. Comme il faisait fonction de médecin et de chirurgien militaire, on lui montrait, outre ses compatriotes, un certain nombre de patients qui dépendaient directement de l'autorité coloniale. La férule des militaires sur les indigènes ne s'embarrassait pas de contraintes humanitaires et les conditions de détention des prisonniers politiques étaient particulièrement dures. Cependant, on avait attiré son attention sur une curieuse pathologie qui faisait des ravages chez les prisonniers des camps : le béribéri. En langage indigène[1], cela signifiait : « je ne peux pas, je ne peux pas », tant la fatigue était intense, s'accompagnant parfois d'une paralysie des membres inférieurs ou d'œdèmes spectaculaires. Cette pathologie conduisait inéluctablement à la mort.

1. Le mot béribéri est d'origine cinghalaise (Sri Lanka).

Eijkman fut tout de suite persuadé qu'il s'agissait d'une maladie infectieuse et qu'on devait trouver un micro-organisme responsable, comme Koch venait de le faire pour la tuberculose...

Malheureusement, ses observations tournèrent court. Il fut rapidement contraint de s'aliter, terrassé par une forme grave de la malaria[1], résistant d'emblée au traitement par l'écorce de quinquina[2]. Grelottant de fièvre, le teint jaune pâle[3], épuisé par l'anémie, il n'y avait plus qu'une solution pour tenter de sauver le capitaine Eijkman, le rapatriement !

C'était donc un Christiaan malade comme un chien qui revenait à Amsterdam. Et le malheur s'acharnait sur lui : à peine deux mois après son retour, sa jeune femme, Aaltje, mourait brutalement. La catastrophe était totale. Malgré tout, il parvint à se rétablir. Physiquement du moins. Car, psychologiquement, il avait vraiment besoin de se reconstruire...

La rencontre qui allait être décisive pour lui fut celle de Robert Koch. Eijkman s'était fait inscrire au cours de bactériologie qu'animait Koch à Berlin. Koch, c'était un véritable phare pour toute cette génération de jeunes médecins. Il avait identifié le bacille du charbon et développait la culture des microbes sur des milieux nutritifs stériles. En 1882, il avait identifié l'agent pathogène de la tuberculose, la grande maladie du siècle, qui faisait des ravages dans tous les pays d'Europe. Une vedette !

---

1. Paludisme.

2. En 1820, les pharmaciens Pelletier et Caventou, de la faculté de pharmacie de Paris, isolèrent l'alcaloïde actif du quinquina : la quinine.

3. Le paludisme est dû à un parasite, le plasmodium, inoculé par certains moustiques, les anophèles. Le parasite entraîne la destruction massive des globules rouges, d'où l'anémie. L'hémoglobine libérée en masse est transformée dans le foie en bilirubine, pigment de la bile, entraînant un ictère (jaunisse). Selon l'importance de la destruction des globules rouges, le malade sera plus ou moins pâle ou plus ou moins ictérique, d'où ce teint si particulier, facile à diagnostiquer, en tout cas chez les sujets de race blanche.

Quand Christiaan arriva dans son laboratoire en 1885, son rival, avec lequel il était en désaccord sur bien des points[1], le Français Louis Pasteur, venait de réussir à « vacciner » un enfant de neuf ans contre la rage. Il avait également réussi quelques années auparavant à mettre au point un vaccin contre le charbon, dont Koch avait isolé le bacille. La compétition était à son paroxysme. Louis Pasteur savait lui aussi s'entourer de jeunes chercheurs brillants et, avec Emile Roux, il cherchait à fonder un Institut pour promouvoir ses recherches.

Tout cela sur un fond d'animosité, dont l'annexion de l'Alsace et de la Lorraine par le Reich n'était pas complètement étrangère...

D'ailleurs, pour Eijkman, l'activisme des Français en Indochine était aussi une source d'inquiétude[2].

Mais, pour le moment, l'essentiel était de se tuer au travail, d'emmagasiner les techniques du maître, pour retourner aux Indes et trouver l'agent pathogène de « son » béribéri.

L'occasion lui fut donnée l'année suivante car le gouvernement des Pays-Bas décida de dépêcher une mission confiée au professeur d'anatomie pathologique d'Utrecht, Cornelius Pekelharing, et à son assistant, Winkler, afin de résoudre le problème du fameux béribéri qui continuait à causer des ravages dans leurs colonies. Un médecin officier était indispensable pour accompagner cette mission. Naturellement Eijkman, reprenant son service actif, fut désigné.

---

1. La règle d'or de Koch était d'obtenir des cultures pures des germes prélevés chez les malades, de vérifier ensuite sur une espèce animale réceptive le pouvoir nocif de ces microbes, et de récupérer la souche pathogène chez l'animal infecté. Ces opérations garantissaient la spécificité de l'agent infectieux dans une maladie. Koch voulait fonder un système. Il ne pensait pas qu'on pût modifier une espèce bactérienne pour en faire un vaccin avec des souches atténuées, d'où son désaccord avec Louis Pasteur.

2. Alexandre Yersin, élève de Pasteur, partira pour l'Indochine quelques années plus tard (1890). C'est en 1894, au cours d'un voyage de Saigon à Hong Kong, qu'il isolera le bacille de la peste.

Pekelharing était professeur de chaire, membre de l'Académie, mais il restait jeune dans l'esprit malgré tous ces honneurs et passionné par le progrès. Lui aussi était persuadé, comme Eijkman, que le béribéri était bien une maladie infectieuse et qu'elle se transmettait de prisonnier à prisonnier dans les pénitenciers de l'île de Java :

— Il nous faut isoler le germe responsable, avait-il dit à Christiaan et à Winkler, au travail, messieurs.

Pendant les deux années qui suivirent, ils inoculèrent tous les animaux de laboratoire à leur disposition (lapins, rats, singes) avec des prélèvements de toutes sortes effectués sur les prisonniers atteints par le béribéri et mis en culture selon les techniques de Koch. Sans succès.

— Il s'agit sans doute d'un germe à développement lent, il faut attendre, avait dit le professeur Pekelharing.

Alors, Eijkman se livrait avec Winkler à des travaux sur la physiologie en climat tropical. On attendait... Les animaux se portaient comme des charmes. Mais il fallait attendre. La mission Pekelharing-Winkler touchait pourtant à sa fin et, en 1887, ils durent rentrer en Hollande.

— Christiaan, avait dit Pekelharing, tu vas rester. Je vais te faire nommer directeur de notre centre de recherche, tu suivras le devenir de nos expériences. Le gouvernement n'a rien à me refuser.

Et Christiaan resta, directeur du Geneeskundig Laboratorium. Il quittait ainsi la carrière militaire pour devenir responsable d'un laboratoire civil et il n'avait plus de responsabilités médicales. Il pouvait se consacrer entièrement à ses recherches.

Mais ses recherches étaient décevantes et ses inoculations n'avançaient pas. Les prisonniers continuaient de mourir, paralysés et insuffisants cardiaques, sans que cela émût d'ailleurs particulièrement les militaires du camp... Pendant ce temps, pour s'occuper, Eijkman avait créé une école médicale et dispensait son enseignement aux étudiants. Enseigner les peuples colonisés. Christiaan restait proche de ses idéaux de jeunesse...

Deux ans passèrent dans le train-train quotidien des villes de garnison. Le laboratoire de Christiaan était contigu de l'administration d'un des camps de prisonniers, ce qui lui facilitait les rapports avec les malades et donc ses prélèvements. Il avait construit une véritable animalerie qui entretenait toujours des animaux bien portants.

— Et si c'étaient les lapins et les singes, que j'ai utilisés jusqu'à maintenant, qui étaient naturellement résistants aux bactéries que je leur injecte ?

Bonne question, en effet !

Il fallait donc essayer de nouveaux animaux d'expérience. Son dévolu se porta sur les gallinacés. Après tout, les poulets, ce n'était pas cher et on en trouvait partout. C'était en tout cas plus facile à entretenir et à nourrir que les singes, un peu de riz suffisait ! Alors, Christiaan se fit construire un poulailler à l'ombre de sa maison de directeur et il commença à injecter les microbes à la moitié de ses poules.

Surprise des surprises : en moins d'un mois, tous les poulets développèrent une maladie qui rappelait étrangement le béribéri des prisonniers et de certains militaires de la garnison. Les poulets devenaient paralysés des membres inférieurs, respiraient anormalement et devenaient bleus ! Il n'en avait pourtant inoculé que la moitié, mais tous étaient atteints. Il se mit à examiner leurs nerfs au microscope (il avait fait une thèse de neurologie à Amsterdam) et retrouva toutes les caractéristiques d'une polynévrite[1], comme celle du béribéri.

Et les poulets non inoculés ! Où avaient-ils donc attrapé cette bactérie ? S'étaient-ils contaminés les uns les autres ?

1. Atteinte du système nerveux entraînant une dégradation de la myéline (substance grasse formant la gaine des neurones) du système nerveux périphérique, c'est-à-dire en excluant le cerveau et la moelle épinière.

Il parqua ses poulets malades et fit construire un autre poulailler pour y rassembler de nouveaux poulets, sains puisque achetés le jour même.

Là, surprise. Non seulement les nouveaux poulets n'attrapèrent pas la maladie, mais, fait extraordinaire, les poulets paralysés guérirent et se remirent à trotter et à manger normalement. Rien n'avait changé.

Si, pourtant. Mais une chose sans importance. Une de ces mesquineries militaires...

Le nouveau cuisinier (sur les ordres de l'officier d'intendance) refusait maintenant qu'on nourrît les poulets de la maison du directeur du laboratoire, qui n'étaient que des poulets civils après tout, avec les restes du riz (militaire, lui) qu'on donnait aux prisonniers du pénitencier. Il ne fallait pas confondre ! On était responsable de son budget, quand même !

Alors Eijkman, sans discuter, avait donc donné l'ordre qu'on achetât le riz au marché pour nourrir ses poulets personnels.

— Et si c'était cela ! S'il y avait dans la nourriture des militaires, dans le riz qu'on leur servait, un micro-organisme qui donnait le béribéri ou qui favorisait son développement ?

Il n'y avait qu'une différence entre ces deux riz, l'un était bouilli et avait perdu sa cuticule, son enveloppe (le son !), c'était du riz poli ou décortiqué, celui des militaires. Et l'autre, qui avait gardé son enveloppe de son, c'était le riz complet, non bouilli, le sien.

Eijkman était tout excité. Il fallait le prouver. Faire des hypothèses et un protocole.

Pour les hypothèses, il en voyait plusieurs ; il pouvait s'agir d'un micro-organisme, dont le développement serait favorisé par le riz poli dans l'intestin du poulet. Ou bien le riz poli et cuit, conservé plusieurs jours, permettait-il à un germe de se développer et devenait-il toxique ? Peu vraisemblable, c'était en désaccord avec les travaux de Pasteur.

D'ailleurs, il avait vérifié que le riz bouilli consommé immédiatement entraînait les mêmes troubles. Et si les poulets ne pouvaient pas absorber les nutriments quand le riz était cuit ? Et si l'eau dans laquelle le riz avait bouilli devenait toxique pour les poulets ?

Les idées s'entrechoquaient dans sa tête : ça ne pouvait être qu'une infection ou la toxine d'un germe infectieux. C'était tellement plus beau, tellement à la mode. Ça ne pouvait être une autre cause...

Il fallait monter une expérience. Pour les protocoles expérimentaux, Christiaan était fort, il avait travaillé la question avec Robert Koch. Alors il commença par fabriquer quatre poulaillers :

– dans l'un il enferma un poulet malade et deux poulets sains, nourris avec le riz complet ;

– dans l'autre, quatre poulets sains, nourris avec du riz poli ;

– dans le troisième, deux poulets auxquels on avait injecté des bactéries et qui étaient nourris avec du riz complet ;

– dans le dernier, deux poulets nourris avec du riz poli auquel on avait ajouté le son d'un riz complet.

Il obtint en cinq semaines la preuve par onze... Par onze poulets évidemment : l'absence d'enveloppe rendait les poulets malades et sa présence les guérissait. Les bactéries n'avaient rien à voir avec cela. Le son du riz contenait donc une substance qui s'opposait à l'effet toxique du riz poli. Ainsi, il y avait une substance dans la cuticule du riz qui empêchait le béribéri ; un facteur antibéribéri en somme[1].

On pourrait dire aujourd'hui que les échantillons étaient un peu justes et qu'une expérimentation moderne aurait

1. A ce moment, Eijkman n'a pas encore compris le concept de vitamine qui sera décrit par Funck bien plus tard. Il croit le riz poli toxique, ce qui est faux, bien entendu. L'existence d'une substance nécessaire à la vie, car non synthétisée par l'organisme de l'homme ou du poulet, ne lui traverse pas l'esprit.

nécessité des nombres plus importants de poulets pour permettre une analyse statistique valable. Mais que dire quand tous les événements d'un poulailler vont dans le même sens... Il n'est plus besoin de calculer des $p < 0.00001$[1] !

Pourtant Christiaan continua son expérience animale. Il voulait être certain, avant d'essayer chez l'homme. Les poulets défilèrent.

Ce ne fut qu'en 1895 qu'il demanda à un de ses assistants, Vordermann, de mener l'expérience chez les prisonniers. Les résultats furent spectaculaires[2].

On ne savait toujours pas ce qu'était ce facteur antibéribéri. Il fallut attendre 1912, quand le chimiste Casimir Funck pensa qu'il avait enfin trouvé cette amine vitale, substance indispensable à la vie. Ce ne fut qu'en 1926 qu'il la décrivit comme la thiamine ou vitamine B1. Elle ne fut synthétisée qu'en 1936.

Eijkman, qui avait tant cherché sa bactérie, sans la trouver, et pour cause, reçut tout de même le prix Nobel en 1929... Prix de consolation !

*

1. En statistique, la valeur de p exprime la signification de l'hypothèse testée. Plus cette valeur est faible et plus l'hypothèse est valable.

2. La vitamine B1 est contenue dans beaucoup d'aliments comme la viande de porc, le pain ou le riz. Elle est absorbée dans l'organisme au niveau du duodénum. Elle s'est révélée à Eijkman chez les prisonniers car ils étaient nourris exclusivement de riz poli. Simplicité des menus du pénitencier ! Bien sûr, elle était exceptionnelle chez les autres membres de la colonie, qui avaient des nourritures plus variées.

Sa carence est responsable d'atteinte du système nerveux et de polynévrite, puis de coma précédant le décès (forme sèche), d'atteinte cardiaque avec œdèmes (forme humide).

On la rencontre dans nos pays chez les alcooliques. On la rencontrait en réanimation car la mise sous perfusion de glucose engendrait de grosses consommations de vitamine B1 (la vitamine B1 intervient dans la transformation du glucose en énergie).

Il n'y a pas de surdosage en vitamine B1, l'excédent étant spontanément éliminé.

— Pas mal, votre histoire, commenta le producteur. On pourrait faire un reportage à Java, sur les lieux où Eijkman a vécu. Ou même une fiction. Vous m'avez bien dit qu'il a perdu sa femme très jeune...

— Oui, mais il s'est remarié. Une histoire sans problème apparemment.

— Dommage ! On aurait pu imaginer que, dans ce milieu colonial, des sentiments forts auraient pu s'exprimer...

— Avec le cuisinier qui ne voulait pas nourrir les poulets du laboratoire, par exemple, lançai-je.

Le producteur me regarda, un peu pincé. Il n'appréciait pas mon genre d'humour.

Je n'ai plus jamais entendu parler des vitamines et de Christiaan Eijkman à la télévision...

Les médecins à la télé...

Les rapports des médecins et des médias ne sont pas simples. Le Code de déontologie, dans son article 19, interdit à tout médecin une publicité personnelle ou tout ce qui peut ressembler à une promotion de son activité médicale :

> *La médecine ne doit pas être pratiquée comme un commerce. Sont interdits tous procédés directs ou indirects de publicité, et notamment tout aménagement ou signalisation donnant aux locaux une apparence commerciale.*

En bref, on a le droit de visser sa plaque, sur laquelle on se nomme, on décline sa spécialité et on ajoute ses titres officiels, un point c'est tout. Pas de fioritures, pas de titres ronflants et imaginaires, pas de néons clignotants...

Mais la télé, c'est différent : la plaque parle devant des millions de gens !

Le Code de déontologie, dans ses commentaires, a réponse à tout. Il précise même l'influence des médias et particulièrement de la télévision sur l'exercice de la médecine. C'est parfait et je cite :

> *L'influence des médias, principalement de la télévision, a affecté la relation médecin-malade en privilégiant le spectaculaire (la technique, l'appareillage, l'image) par rapport à la relation, la réflexion, le conseil. Le patient réclame l'examen paraclinique, aggravant les dépenses d'assurance maladie, et le médecin est tenté de limiter son activité intellectuelle. Apparaissent ainsi des pratiques médicales de plus en plus limitées et de ce fait spécialisées (endoscopie, cathétérisme, enregistrement de données). Certaines sont plus rémunératrices et font de ce fait apparaître des « créneaux » de rentabilité qui ouvrent la voie à des excès. Dans les situations de concurrence d'origine diverse, la déontologie du médecin doit se résumer, non sans difficultés, à privilégier l'intérêt du malade.*

Bien sûr, on a le droit d'informer et d'instruire. Mais les journalistes sont en permanence à la recherche du sensationnel, de la nouveauté merveilleuse, de la solution miracle. C'est ce qui plaît, c'est ce qui fait de l'audience. Malheur à celui qui veut décrire la réalité dans sa complexité, dans ses doutes et ses incertitudes. Celui-là ne passe pas ! On le zappe...

Bien meilleur celui qui peut proclamer qu'une nouvelle technique, venant d'être découverte quelques mois auparavant, se révèle capable de régler un problème sur lequel on se casse les dents depuis Hippocrate. C'est une information qui plaît, qui ouvre des perspectives et de nouveaux espoirs chez les malades, et qui titille les neurones des autres, trop heureux d'avoir compris la finesse d'un progrès médical.

Parfois l'enthousiasme de circonstance étant retombé comme un feu de paille, la limite du nouvel engin miraculeux devient patente, les effets négatifs rédhibitoires, et on l'abandonne au fond d'une réserve en attendant des jours meilleurs. Les trompettes de la renommée restent alors silencieuses car la contre-performance ne fait pas recette.

Nous sommes tous les complices de cette déviation d'une information juste et claire :

– les médecins qui voient l'occasion de s'illustrer avec une nouveauté à laquelle ils adhèrent totalement (il n'est pas question de leur faire le procès d'une quelconque mauvaise foi !) ;

– les malades ou futurs malades, avides d'information médicale et de meilleurs soins ;

– les médias à la recherche permanente de « scoop » ;

– les industriels trop heureux d'ouvrir de nouveaux marchés...

Seuls les organismes payeurs font habituellement la grimace, car toutes les nouveautés aboutissent à une dépense supplémentaire !

Ce n'est pas nouveau. Souvenons-nous du radium... Dans ce cas, la télévision ne pouvait pas être tenue pour responsable.

Sa découverte fut l'objet d'un emballement sans précédent qui persista pendant des décennies. La « Petite boutique du radium » expose au musée Curie tout un éventail d'applications, des plus farfelues aux plus sérieuses, des plus inoffensives aux plus agressives. Mais, faute d'études suffisantes et de recul scientifique, ses dangers réels restèrent longtemps cachés. On commercialisa même, dans les années 1920, une potion magique fabriquée par le Laboratoire Bailey : le « Radithor ». Il était censé soigner plus de cent maladies endocrinologiques, les troubles digestifs, l'hypertension artérielle ou encore l'impuissance. Il pouvait améliorer l'aspect de la peau ! De nombreux cas d'effets négatifs (et pour cause !) furent ensuite rapportés, voire plusieurs observations d'intoxication au radium, responsables de la mort des patients. Des procès furent intentés...

Pourtant, personne aujourd'hui ne discute l'intérêt du radium, ne serait-ce que pour soigner les cancers. Mais avant de parvenir aux justes indications, que de balbutiements, que d'erreurs intempestives aiguillonnées par l'appât du succès commercial !

La télévision est une caisse de résonance mais elle caricature et elle réduit la portée des messages dans son flot ininterrompu d'informations de toutes sortes. Il faut donc relativiser la portée de tout ce que l'on peut y annoncer. Et rester modeste ! Très souvent, les patients viennent me voir en consultation après une apparition télévisée et résument mon exposé, que j'avais espéré clair et percutant, par la phrase magique :

— Docteur, on vous a vu l'autre jour à la télé !

12

Destouches et Semmelweis : deux destins

Où le Dr Destouches trouve le sujet de sa thèse en plongeant dans l'histoire d'Ignace Semmelweis. Où l'on voit Ignace Semmelweis découvrir qu'on peut prévenir l'infection des jeunes accouchées en se lavant simplement les mains. Où il est rejeté par les médecins de Vienne comme un dangereux perturbateur. Où Destouches décide qu'il deviendra médecin hygiéniste !

— Pas mauvais, le sujet du beau-daron. Bon, même. Comme du flan, je suis... Cet Ignace quel type ! Dans la fiente des cloportes d'internes qui se lavent pas les mains entre la dissection des mortes de la nuit et l'accouchement des femmes du matin... Et les grands pontes. Toujours aussi rassis... Qu'un jeune médecin leur colle le nez dans leurs erreurs et c'est tout de suite la mafia qui parle ! On va l'éliminer... Lui couper les choses... Pour peu qu'il ait un accent hongrois en prime et qu'il ne parle pas comme Goethe ! On va lui en faire voir. Et des pas mûres avec ça... En attendant bon sujet, cet Ignace. Il ne me reste plus qu'à raconter tout cela en mettant le ton de la faculté. C'est une thèse pour faire le docteur, quand même...

Louis Destouches n'avait plus qu'à rédiger sa thèse pour devenir médecin. Le sujet que venait de lui confier son beau-père, chef de service de médecine à Rennes, était la biographie d'Ignace Semmelweis, médecin hongrois travaillant à Vienne, qui eut un des premiers l'intuition des contaminations manu portées, c'est-à-dire transmises par les mains.

— C'est un bon sujet pour vous, Louis. Vous vous intéressez depuis le début de vos études à l'hygiène. Semmelweis reste injustement méconnu de nos jours. J'en ai parlé à mes collègues, ils sont d'accord. Mettez-vous au travail. Vous pourriez la soutenir au printemps prochain.

Louis avait bénéficié du régime spécial des anciens combattants de la Grande Guerre et avait pu s'inscrire à la faculté de médecine de Rennes en 1920. Il pouvait faire en deux années des études qui devaient en prendre cinq aux étudiants réguliers. Tout ne se présentait pas mal pour lui et il était apprécié dans ses stages. Il avait épousé Edith Follet, la fille du professeur, et ils avaient eu une petite fille, Colette.

*

Terrible, l'histoire de Semmelweis ! Et pas à la gloire des médecins.

D'abord, Semmelweis est hongrois et parlera toujours l'allemand avec un accent, qui le fera prendre par les chefs de service de la fameuse « seconde école de médecine de Vienne » pour un bouseux... Ça n'a l'air de rien, mais ça compte !

Il faut ajouter, ensuite, que cette nouvelle école se positionnait pour devenir un des grands centres de la médecine en Europe au cours de la seconde partie du XIXe siècle. Avec de grands professeurs qui proposaient une nouvelle pédagogie basée sur l'étude au laboratoire couplée à la pratique au lit du malade. Génial !

Tout a plutôt bien commencé pour Ignace. Des grands noms comme professeurs : von Rokitansky, Skoda ou von Hebra. Noms qui ne signifient peut-être rien pour le commun des mortels, mais qui pour un médecin évoquent autant de maladies, apprises dans ses questions de cours. Ictère grave de Rokitansky-Freirich, atlas des maladies de la peau de von Hebra...

Semmelweis passe sa thèse en 1844. Il est docteur. Mais docteur en quoi ? Il n'est pas décidé. Sa thèse, parlons-en... Douze pages à peine ! Certes, écrites en latin, mais quand même... Elle s'intitule : « La vie des plantes » ! Prétexte à une réflexion poétique sur le rhododendron, la pâquerette et autres pivoines...

> Quel spectacle réjouit mieux l'esprit et le cœur d'un homme que celui des plantes ! Que ces fleurs splendides aux variétés merveilleuses qui répandent des odeurs si suaves ! Qui fournissent au goût les sucs les plus délicieux ! Qui nourrissent notre corps et le guérissent des maladies ! L'esprit des plantes inspire la cohorte des poètes du divin Apollon qui s'émerveillaient déjà de leurs formes innombrables. La raison de l'homme se refuse à comprendre ces phénomènes qu'elle ne peut éclairer mais que la philosophie naturelle adopte et respecte : de tout ce qui existe émane en effet l'omnipotence divine[1].

Pas très scientifique ou médical, ce latin-là !

C'est alors que Semmelweis reçoit un véritable coup de massue sur la tête. Cela se passe en salle d'autopsie, où il assiste à la vérification d'une jeune accouchée qui vient de mourir d'une fièvre puerpérale. C'est le lot commun dans cet hôpital à l'époque : presque 20 % des femmes en meurent. Et particulièrement dans le service du professeur Johann

---

1. Cité dans la thèse de doctorat en médecine de Louis Destouches, faculté de médecine de Paris, 1924.

Klein, chef d'une des cliniques d'obstétrique de l'hôpital général de Vienne ! Les femmes le savent bien dans Vienne, et tous les trottins préfèrent accoucher dans la rue plutôt qu'être conduits à l'hôpital. Quand les gendarmes veulent les y traîner de force, ils hurlent et tentent de résister.

— Pas là, pas à l'hôpital, pas chez Klein. La mort est sur les murs. Je veux vivre pour élever mon enfant !

Scènes horribles et pathétiques. Les médecins connaissent la situation :

— C'est lié aux salles qui sont trop sombres, pas assez aérées, commente Klein.

— C'est aussi dû à la montée laiteuse, pérore son assistant.

Ignace entend tout cela. Mais il ne peut se résoudre à l'accepter. Ça ne peut plus durer.

Il faut vaincre la fièvre puerpérale...

Voir mourir ces jeunes femmes sans rien pouvoir faire pour elles, qui laissent au monde des nouveau-nés orphelins, est un véritable scandale ! Il sera obstétricien.

*

Mais qu'est-ce qu'une fièvre puerpérale ?

En langage moderne, on dirait plutôt qu'il s'agit d'une péritonite[1] des organes pelviens. Des bactéries, après avoir été introduites dans l'utérus, se propagent au péritoine et aux autres organes du petit bassin. Sans traitement adapté (antibiotiques en particulier), l'infection devient septicémie[2] et entraîne la mort[3].

Il y avait déjà à l'époque une grande différence entre le risque d'une telle fièvre puerpérale chez les femmes qui accouchaient à domicile par exemple et celles qui accou-

1. Infection du péritoine.
2. Infection généralisée : les microbes passent dans le sang et infectent tout l'organisme.
3. Les antibiotiques n'ont été découverts qu'en 1941 par Fleming.

chaient à l'hôpital. Les souillures et autres miasmes hospitaliers, termes qui ne signifiaient rien de précis, étaient habituellement considérés comme responsables.

Semmelweis est nommé chef de clinique assistant dans le service et il commence à enquêter, à fouiner, à comparer... Ça ne plaît pas trop, mais on le considère déjà comme un original. Il a étudié les statistiques avec Skoda, alors il compte, il calcule.

Fait fondamental, il fréquente l'autre clinique obstétricale de l'hôpital de Vienne, celle qui est dirigée par le Dr Bartch. Surprise ! Il s'aperçoit que le taux de fièvre pendant sa période d'observation n'est que de 2 %. Constatation, soit dit en passant, qu'ont déjà faite toutes les pauvresses de Vienne, qui refusent d'être admises chez Klein...

Deux pour cent chez Bartch contre 13 % pendant la même période chez Klein ! Et pourtant, apparemment, rien ne diffère dans les soins des parturientes, dans la prise en charge des suites de couches, ou dans le recrutement des services.

Si, une chose, apparemment incompréhensible. Chez Klein, on est chargé de l'enseignement des étudiants en médecine, et, chez Bartch, des sages-femmes.

Ce fait a-t-il une signification ?

Semmelweis cherche, émet des hypothèses, compare. Mais rien ne tient la route. Il constate que les sages-femmes accouchent les femmes dans une autre position que celle utilisée par les carabins[1] : mais il n'y discerne pas ce qui pourrait éviter la fièvre. Il imagine une épidémie dans le service de Klein : elle n'existe pas. Il suppose que les locaux

1. Les femmes ont longtemps accouché à genoux, accroupies, debout ou assises sur des chaises dites d'accouchement. Ces chaises étaient surtout utilisées dans le monde germanique. La sage-femme était accroupie devant la femme (ce que décrit le latin *obstetrix*, de *ob*, en face, et *stare*, se tenir). L'intervention des médecins fit apparaître « le lit de misère », de travail ou de douleur, affecté spécialement à l'accouchement, qui leur permettait de travailler debout puisque la parturiente était couchée.

de Klein sont plus humides, plus putrides que ceux de Bartch ; mais objectivement il n'y a pas ou peu de différence !

Pendant plusieurs années il poursuit sa vie routinière d'assistant en obstétrique. Le matin très tôt, on va disséquer les cadavres des malades mortes la veille ou dans la nuit. Pas très drôle mais indispensable pour comprendre. En tant que chef de clinique, il doit expliquer aux étudiants, à ventre ouvert, les causes du décès. Il prend dans ses mains nues le ligament large avec des zones indurées et d'autres gorgées de pus. Il les incise au bistouri pour bien montrer la différence de consistance.

— Voici la cause de la mort. Cette induration des tissus qui devient du pus et qui donne la fièvre.

Les étudiants se pressent autour de lui, touchent également la graisse abdominale et le pus froid qui s'écoule.

Après la dissection, il faut remonter dans le service pour faire la visite. On essuie tant bien que mal ses mains sur le long tablier que l'on a posé sur ses vêtements de ville, afin de faire disparaître graisse, déchets tissulaires et scories de toutes sortes. Ce tablier, il en absorbe, des cochonneries ! On aimerait se laver les mains à l'eau et au savon. Mais de l'eau, il n'y en a pas... Les amphithéâtres de dissection ont été construits sans points d'eau. Il n'y a pas même un seau d'eau glacée pour nettoyer les cadavres.

Donc, c'est la visite. On revoit avec les internes les femmes hospitalisées, celles qui sont sur le point d'accoucher, qu'il faut examiner pour savoir si la dilatation du col évolue bien.

— Monsieur, dit l'interne, celle-ci est déjà à « petite paume[1] », le travail est commencé !

1. Les sages-femmes et les obstétriciens avaient l'habitude de mesurer le degré de dilatation du col au toucher vaginal par : « petite paume », « grande paume » ou « complète ». Maintenant, on ne doit plus parler qu'en centimètres !

On la fait alors passer en salle de travail pour l'accouchement proprement dit. Semmelweis dirige les accouchements. Il connaît bien les techniques de forceps, quand la présentation est dystocique. Il est devenu capable d'extirper un enfant là où d'autres auraient échoué. Ses internes l'admirent et ont confiance en sa dextérité, et ils apprécient son enseignement.

Et puis, il y a les autres femmes, celles dont il faut suivre les couches, vérifier que l'utérus s'est bien rétracté, qu'il n'y a pas de fragment placentaire retenu dans l'utérus et éventuellement envisager un curetage pour rétention.

La matinée est très occupée. Ensuite, après le déjeuner, les internes restent les seuls maîtres à bord pour assurer les soins et les urgences. Les professeurs se dirigent vers la faculté pour faire leur cours ou prendre soin de leur clientèle privée. Ignace, lui, se dirige vers le laboratoire pour continuer ses recherches.

Or dans toutes les données qu'il manipule, rien n'apparaît de façon claire !

*

Louis Destouches avait commencé de rédiger sa thèse. Il avait pénétré son sujet. Le ton d'un travail académique, ce n'était pas son style. Il fallait le trouver.

Pourtant, il n'était pas mécontent de la première partie, où il pouvait replacer quelques points qui lui tenaient à cœur sur la Révolution française et l'épopée napoléonienne en évoquant le médecin personnel de l'Empereur, le professeur Corvisart.

— Un peu hors sujet, d'accord... Mais le ton est bon. Je continue...

L'admission des femmes « en travail » se faisait par tour de vingt-quatre heures pour chaque pavillon. Ce mardi, quand quatre heures sonnèrent, le pavillon Bartch ferma ses portes, celui de Klin[1] *ouvrit les siennes...*

Aux pieds mêmes de Semmelweis se déroulèrent alors des scènes si poignantes, si sincèrement tragiques, qu'on est surpris en les lisant, et malgré tant de raisons contraires, de ne point avoir un enthousiasme absolu pour le progrès.

Une femme, raconta-t-il plus tard à propos de cette première journée, est prise brusquement vers cinq heures de l'après-midi de douleurs dans la rue... Elle n'a pas de domicile..., se hâte vers l'hôpital et comprend aussitôt qu'elle arrivera trop tard..., la voici suppliante, implorant qu'on la laisse entrer chez Bartch au nom de sa vie qu'elle demande pour ses autres enfants... on lui refuse cette faveur. Elle n'est pas seule !

Chez Klin, ne vont en définitive que celles qui parviennent à ces derniers instants, sans argent, sans soutien, pas même celui d'un bras pour les chasser de ce lieu maudit. Pour la plupart ce sont les êtres les plus accablés, les plus réprouvés par les mœurs intransigeantes de l'époque : ce sont presque toutes des filles-mères.

Dans le destin de Semmelweis, où les grands malheurs semblent pourtant familiers, les chagrins tombent parfois si lourdement qu'ils s'estompent dans l'absurde[2].

*

C'est la mort du professeur d'anatomie Jacob Kolletschka qui déclenche l'étincelle. Le pauvre Kolletschka venait de mourir d'une infection généralisée après s'être blessé avec un bistouri en salle de dissection. Risque du métier !

Semmelweis participe à son autopsie et reconnaît des lésions qui ressemblent à celles qu'il voit tous les jours chez ses patientes mortes de fièvre puerpérale.

— Et si c'étaient les cadavres qui étaient la cause des

1. Dans sa thèse, Destouches choisira de franciser l'orthographe du patronyme du Dr Klein.

2. Les textes en retrait sont des citations de la thèse de Louis Destouches, faculté de médecine de Paris, 1924.

infections ? Et si moi-même et mes étudiants étions les responsables de la mort de ces malheureuses ? Si, après les dissections du matin, nous transportions des particules toxiques venant des cadavres et les donnions aux femmes que l'on examine !... Et si c'étaient les doigts des étudiants, souillés au cours de récentes dissections, qui vont porter les fatales particules cadavériques dans les organes génitaux des femmes enceintes et surtout au niveau du col de l'utérus ?

Semmelweis se prend la tête entre les mains. Il est écrasé par l'étendue de sa responsabilité.

— Cela expliquerait donc la différence avec Bracht. Les sages-femmes ne vont pas disséquer les cadavres ! Tandis que mes internes et moi, tous les jours, nous serions les artisans de la mort...

Ignace n'est pas alors un homme à sombrer dans l'abattement. Il réagit rapidement. Il propose qu'on se lave les mains au sortir des séances de dissection avec une solution de chlorure de chaux, et il veille à ce que tous l'appliquent.

Tous acquiescent, mais Klein, mais le patron ?

*

Louis Destouches, qui avait pris la plume et travaillait d'arrache-pied, toute sa bibliographie autour de lui, semblait trouver le rythme de son récit, et racontait la suite :

> *... Semmelweis l'entretint dès son arrivée à la clinique de la mesure de propreté qu'il voulait faire prendre par les étudiants, il lui demande aussi de s'y soumettre personnellement. En quels termes la proposition fut-elle faite... ? Evidemment Klin demanda une explication de ce lavage préalable qui lui parut, a priori, complètement ridicule.*
>
> *Sans doute songea-t-il même à une vexation...*
>
> *Semmelweis, d'autre part, était bien incapable de lui fournir une réponse plausible ou une théorie convenable, puisqu'il voulait tenter le hasard. Klin refusa net.*

Semmelweis, énervé par tant de veillées épuisantes, s'emporta, oubliant le respect qu'il devait, malgré tout, au plus mauvais de ses maîtres.

Certes l'occasion était trop belle pour que Klin ne s'en saisît pas. Le lendemain, 20 octobre 1846, Semmelweis fut brutalement révoqué.

Dans les deux pavillons, la Fièvre, un instant menacée, triomphe... impunément elle tue, comme elle veut, où elle veut, quand elle veut... à Vienne... 28 % novembre 40 % janvier... la ronde s'étend, tout autour du monde. La mort conduit la danse... clochettes autour d'elle... A Paris chez Dubois... 18 %... 26 % chez Schuld à Berlin... chez Simpson 22 %... à Turin sur 100 accouchées 32 meurent.

— Viré. Ils ont réussi à le virer avant même qu'il mette en essai sa géniale intuition. Heureusement qu'il y a Skoda. Bien, ce type... Il essaye de rattraper le pauvre Ignace. Il croit en lui !

Louis fulminait en écrivant. Il aurait voulu des mots plus forts pour bien exprimer ce qu'il pensait de cette injustice, de cette incompréhension :

Gagné par l'insistance de Skoda, Bartch, médecin-chef de la seconde maternité, finit par accueillir son protégé à titre d'assistant supplémentaire, bien qu'il n'eût en réalité aucun besoin de personnel supplémentaire à ce moment.

A peine Semmelweis était-il entré dans ses fonctions que, sur sa demande, les étudiants auditeurs ordinaires de Klin passent chez Bartch en échange des sages-femmes.

Le fait tant de fois observé se reproduit aussitôt fidèlement [...], *la mortalité par fièvre puerpérale monte chez Bartch à 27 %.*

L'expérience décisive est donc prête. Semmelweis fit établir une solution de chlorure de chaux avec laquelle chaque étudiant ayant disséqué le même jour ou la veille doit se laver soigneusement les mains avant d'effectuer toute espèce de recherche sur une femme enceinte. Dans le mois qui suivit l'application de cette mesure, la mortalité tombe à 12 %.

Ce triomphe était bien net, mais ce n'était pas encore le triomphe définitif que désirait Semmelweis. Jusque-là il avait eu l'esprit fixé sur la cause cadavérique de l'infection puerpérale. Cette cause lui parut désormais acquise, réelle mais insuffisante.

Il fuyait et redouta « l'à-peu-près », il voulait la vérité tout entière. On eût dit pendant ces quelques semaines que la mort voulait ruser et jouer d'audace avec lui. Mais ce fut lui qui gagna.

Il allait toucher les microbes sans les voir.

Restait encore à les détruire. Jamais on ne fit mieux.

Voici les faits : Au mois de juin, entra dans le service de Bartch une femme qu'on avait crue gravide, d'après des symptômes mal vérifiés, Semmelweis à son tour l'examine et découvre chez elle un cancer du col utérin et puis, sans songer à se laver les mains, il pratique le toucher, successivement, sur cinq femmes à la période de dilatation.

Dans les semaines qui suivirent, ces cinq femmes moururent de l'infection puerpérale typique.

Le dernier voile tombe. La lumière est faite. « Les mains, par leur simple contact, peuvent être infectantes », écrit-il... Chacun désormais, ayant disséqué ou non dans les jours qui précèdent, doit se soumettre à une désinfection soigneuse des mains par la solution de chlorure de chaux.

Le résultat ne se fait pas attendre, il est magnifique. Dans le mois suivant, la mortalité par puerpérale devient presque nulle, elle s'abaisse pour la première fois au chiffre actuel des meilleures maternités du monde : 0,23 % !

*

La preuve est faite. Le triomphe est proche...

Et pourtant, tout s'écroule pour Semmelweis au rythme où la cabale se construit. Tout s'en mêle : la jalousie et la rancœur de Klein, l'incompréhension de la plupart des médecins qui ne sont pas encore sortis des vieilles théories antiques, la maladresse d'Ignace qui ne publie pas ses résultats dans des revues sérieuses... Et puis, comme disent certains : « Se laver les mains pour quoi faire et quelle perte de temps ! »

Et aussi, bien refoulée au fond de tous, une vague culpabilité d'avoir été, pendant tant d'années, responsables de tant de morts !

Ceux qui soutiennent cette théorie sont toujours les mêmes : Skoda, Rokitansky, et von Hebra qui publiera pour lui ses résultats. Ceux qui l'attaquent : tous les autres, y compris la plupart des obstétriciens étrangers qui n'acceptent pas de remettre en cause leurs habitudes. D'abord chassé de l'hôpital, sans poste universitaire rémunéré, Semmelweis n'a plus qu'une issue, son retour en Hongrie.

*

— Voilà, c'est fait ! J'ai fini cette thèse.... Les cent cinq exemplaires réglementaires ont été déposés à la faculté le 4 avril. J'ai effectué toutes les révérences et donné toutes les références ! Je vais être docteur. Moi, au fond, ça m'a toujours fait plaisir de guérir un rhume de cerveau, de m'amuser avec une rougeole. Je suis un soigneur de tempérament. Rien à me reprocher ! Seulement un petit truc... que je demande jamais d'argent ; je peux pas tendre la main. La médecine c'est ingrat. Quand on se fait honorer par les riches on a l'air d'un larbin, par les pauvres on a tout du voleur. Mais, la souffrance de l'homme... s'il souffre il va être encore plus méchant qu'il n'est d'habitude... c'est pas la peine... qu'il aille bien quoi... Mais, je varierai pas d'un iota... mon style, ma façon... je suis le samaritain en personne... samaritain des cloportes... je peux pas m'empêcher de les aider...

Louis Destouches, pétri de son idéal de samaritain, soutint sa thèse le 1er mai devant un jury bien disposé à son égard : la présidence en est assurée par Brindeau, son directeur de thèse qui fut un de ses patrons de stage hospitalier. Il fut entouré du professeur Maréchal, un de ses anciens chefs de clinique, d'Anasthase Follet son beau-père (!) et de Selskar Gunn, son ancien patron à la fondation Rockefeller.

Tous s'accordèrent à vanter la qualité et la pertinence du travail, et il obtiendra même une mention très bien et la médaille de bronze.

Le nouveau Dr Destouches cherchait déjà une nouvelle orientation, hors des voies de la routine. Il effectuera encore quelques remplacements de médecine générale fin mai 1924, mais des contacts étaient déjà pris avec la Société des Nations. Il y fut engagé à la fin du mois de juin. Une nouvelle carrière s'ouvrait à lui : celle de médecin hygiéniste, persuadé qu'il était de la responsabilité des hommes, par leur mode de vie, dans la plupart de leurs maux.

L'avenir en décida autrement...

*

On est en 1970.

Je suis étudiant en médecine et j'ai besoin d'effectuer un travail sur Semmelweis. Je me rends donc à la faculté de médecine de Paris, rue de l'Ecole-de-Médecine, où se trouve la grande bibliothèque. Y sont conservées toutes les thèses de médecine depuis la nuit des temps. On y accède par le grand escalier monumental. On pénètre alors dans cette vaste pièce à l'ambiance feutrée, où le moindre bruit déclenche les « chut » excédés des lecteurs irascibles.

Je me dirige vers le bureau central, où les aides bibliothécaires en blouses grises sont chargés de distribuer les livres pour « consultation sur place ». On chuchote à voix basse.

— La thèse de Destouches sur Semmelweis, vous avez une autorisation de votre professeur ?

Je l'ai. Même en deux exemplaires. L'air bougon, le bibliothécaire m'affirme :

— Impossible, vous êtes le quatrième qui me la demandez aujourd'hui. Repassez demain.

— Elle est tellement consultée, cette thèse ?

— Mais, mon petit monsieur, répondit-il l'air suffisant, c'est de loin le volume qu'on nous demande le plus dans toute cette faculté. Alors, il faudra vous lever de bonne heure...

Dépité, je reviens sur mes pas, bien obligé de suivre cette injonction et bien décidé à me lever de bonne heure !

Il est vrai que cette thèse sur le pauvre Semmelweis aurait peut-être eu moins de succès à la faculté si son auteur n'avait pas publié quelques années plus tard *Voyage au bout de la nuit*, révolution dans la littérature française, sous le nom de Louis-Ferdinand Céline[1]...

❀

Médecins maudits ?

La thèse de Destouches nous renseigne assez peu sur ce qui allait faire de Louis-Ferdinand Céline un des auteurs incontournables du XXe siècle. Elle ne possède en rien le souffle et l'invention linguistique du *Voyage*... Il faut dire que le style Céline, transfert de la langue parlée dans la langue écrite, se prête assez mal au genre « thèse de doctorat » !

En revanche, le choix de Semmelweis, même s'il lui a été soufflé, n'a rien d'anodin. Semmelweis est perçu comme un médecin maudit, dont le destin va de l'incompréhension au

1. Louis-Ferdinand-Auguste Destouches a choisi comme nom de plume le prénom de sa grand-mère Céline. C'est aussi un des prénoms de sa mère. Le *Voyage au bout de la nuit* a été l'œuvre française la plus traduite et la plus lue parmi celles du XXe siècle après celle de Proust.

rejet par l'institution médicale, et finalement à la misère et à la folie. En effet, à partir de 1865, Semmelweis présente tous les signes d'une démence, qui peut être une maladie d'Alzheimer. Interné en hôpital psychiatrique, il mourut, après avoir été battu par le personnel infirmier, d'une surinfection profonde de ses blessures superficielles... Le comble pour celui dont la lutte avait été la propagation de l'infection !

Incontestablement, Céline s'identifie, à l'aube de sa carrière, à la misérable destinée de Semmelweis : celui qui a raison seul contre tous. On est écrasé par l'Institution qui ne peut reconnaître vos mérites et qui vous enserre et vous abat. Céline, en tant que médecin, se sentira incompris et non reconnu, et ce n'est pas son expérience de médecin généraliste à Bezons qui le réconfortera.

Là doit s'arrêter toute comparaison. Céline n'apporte rien à la science médicale, il est sans doute un médecin tout au plus dévoué, mais sans talent particulier. Son ambition de chercheur n'est pas portée par des découvertes substantielles... En bref, il pense ne pas être reconnu à sa juste valeur, mais il n'y a rien à reconnaître ! En revanche, emporté ensuite par son délire raciste et sa lamentable collaboration, il méritera d'être honni par ses pairs. Le Céline de *Bagatelles pour un massacre* ne peut nous intéresser. Il salit le serment d'Hippocrate.

Finalement, en dehors de l'œuvre du romancier qui échappe à notre jugement sur l'homme, le plus grand talent de Destouches est d'avoir mis l'accent sur l'extraordinaire prémonition d'Ignace Semmelweis et d'avoir contribué à lui donner la place qu'il mérite dans le panthéon des grands découvreurs !

13

Rosir les enfants bleus

Où mon patron Charles Dubost devient chirurgien cardiaque parce qu'il savait parler anglais. Où l'on découvre Alfred Blalock et Helen Taussig qui inventent la première opération de chirurgie cardiaque capable de faire rosir les enfants bleus. Où l'on cherche, comme dans un roman policier du Paris de l'après-guerre, des pinces de Kelly indispensables au succès de l'entreprise...

Octobre 1947.

François de Gaudard d'Allaines, chirurgien de l'hôpital Broussais, a invité en France Alfred Blalock et Helen Taussig, dont l'opération magique a éclaté dès la fin de la guerre comme la promesse d'un progrès, encore inimaginable peu de temps avant : traiter les enfants bleus.

Rien ou presque rien ne pouvait améliorer ces enfants atteints de la maladie de Fallot[1]. Ils traînaient leurs petits

1. La tétralogie décrite par le cardiologue marseillais Louis Fallot associe en fait deux anomalies principales : un rétrécissement de l'artère pulmonaire et une communication entre les deux ventricules du cœur. La conséquence majeure de l'obstacle pulmonaire est de faire passer le sang non oxygéné (bleu) vers la grande circulation (rouge). C'est la plus fréquente des maladies bleues (cardiopathies cyanogènes).

visages tristes, mal débarbouillés de bleu avec leurs lèvres cyanosées, leur petit corps malingre, accroupis la plupart du temps pour mieux trouver leur oxygène[1], dans tous les hôpitaux du monde pour attendre leur mort annoncée...

Un jour de 1945, au Johns Hopkins de Baltimore, la pédiatre Helen Taussig eut une idée folle. Puisque, chez ces petits Fallot, le chemin de l'artère pulmonaire était barré, empêchant le sang bleu (non oxygéné) d'aller dans les poumons pour devenir rouge, il fallait l'y conduire de force !

Facile à dire, mais comment ?

Pas question de toucher au cœur. On ne savait pas opérer le cœur. Peut-être qu'un jour, si on pouvait l'arrêter temporairement... Mais c'était trop compliqué. Alors il fallait prendre une artère de la poitrine et la coudre dans l'artère pulmonaire, comme pourraient sans doute le faire quelques chirurgiens particulièrement habiles et courageux. Cette dérivation permettrait d'oxygéner au moins une partie de ce sang et d'améliorer un peu ces pauvres gosses en leur permettant de grandir ! Des artères dans la poitrine, il n'y en avait que trois. Deux allaient vers le cerveau : imprudent d'y toucher ! La troisième, la sous-clavière gauche, irriguait surtout le bras gauche : c'est cela qu'il fallait tenter[2] !

---

1. Cette attitude accroupie ou « squatting » permet effectivement une amélioration plus rapide de l'oxygénation du sang artériel après un effort. L'accroupissement coude les veines fémorales et diminue ainsi le retour de sang vers le ventricule droit, qui peut mieux l'éjecter dans la voie pulmonaire. Il coude aussi les artères fémorales et augmente les résistances artérielles systémiques, ce qui contribue à diminuer le passage de sang du ventricule droit vers l'aorte. Incroyable adaptation de la nature à une anomalie... Il est clair que ce petit garçon accroupi après avoir couru ignore tout de la physiopathologie qu'il tricote !

2. Au départ, Helen Taussig cherchait à créer un modèle d'hypertension pulmonaire chez l'animal, d'ailleurs sans succès. Malgré le débit sanguin très important qu'elle dérivait de l'aorte vers les poumons, elle ne faisait pas monter les pressions. L'idée lui est alors venue qu'elle pouvait ainsi permettre d'améliorer l'oxygénation des petits patients (puisqu'elle dirigeait de force du sang veineux vers les poumons !) et donc de faire rosir les enfants bleus. La majeure partie de cette recherche fut effectuée au laboratoire de

Mais quel chirurgien choisir pour réaliser une suture, une anastomose si délicate au contact de vaisseaux encore effrayants de n'avoir été que si peu violés ? Ce fut naturellement à Blalock, remarquable opérateur du Johns Hopkins, qu'Helen confia la mission de réaliser cette opération redoutablement difficile pour l'époque. Elle mit bien du temps à le convaincre, lui expliquant, crayon à la main, comment elle voyait l'intervention. Blalock avait beaucoup réfléchi et puis s'était décidé.

Le 12 mars 1945, quelques semaines avant la signature de l'armistice, la nouvelle avait éclaté : trois enfants avaient été opérés avec succès ! Le retentissement dans le monde fut considérable et M. d'Allaines, grand patron de la clinique chirurgicale de l'hôpital Broussais à Paris et grand visionnaire de la chirurgie de son temps, allait tout mettre en œuvre pour organiser ce voyage à Paris et ces démonstrations opératoires.

Des courriers furent échangés, les dates assurées, les cardiologues prévenus, les malades triés sur le volet (il était difficile de choisir devant le nombre d'enfants qui pouvaient bénéficier de l'opération, et les familles de ceux qui n'étaient pas retenus causaient parfois un scandale)...

Enfin, comme prévu, Blalock arriva à Broussais, accompagné de son adjoint Bahnson et d'Helen Taussig qui devaient donner des conférences à Paris et dans d'autres capitales d'Europe.

*

Blalock était un Américain typique de la côte Est des Etats-Unis. On dirait maintenant qu'il faisait très WASP, ce qui n'était pas pour déplaire à M. d'Allaines. Cependant,

---

chirurgie du Johns Hopkins. Le responsable en était Vivien Thomas, un Noir américain extrêmement brillant, qui conçut véritablement l'opération chez l'animal. Il se trouvait derrière Blalock lors de la « première » chez l'homme et le conseillait pas à pas.

dès le premier abord, une réalité s'imposa comme incontournable : Alfred Blalock parlait anglais certes, mais à l'évidence rien qu'anglais...

Il était difficile à imaginer, pour un chirurgien qui avait connu la médecine avant guerre, quand l'Europe et la France tenaient le haut du pavé dans l'innovation et l'expression scientifiques, qu'un médecin étranger ne fût pas à l'aise en français. Mais les années de guerre était passées par là, les axes de la terre avaient changé, et l'on entrait, sans encore s'en rendre parfaitement compte, dans une nouvelle ère où les vainqueurs allaient imposer leurs progrès, leurs découvertes, leurs techniques, leur pouvoir commercial et leur langue.

Pour l'instant, il fallait réagir. Passent encore les formules de politesse et les conversations de salon, on avait fait ses humanités ! Mais pour parler rapidement en salle d'opération, pour rebondir devant les difficultés, les chirurgiens, même s'ils ont un flegme tout baltimorien, peuvent rapidement perdre patience s'ils ne sont pas suivis par l'équipe locale.

Qui allait pouvoir remplir cette tâche ?

Quel chirurgien de l'équipe allait comprendre ce que demandait avec insistance cet imperturbable yankee depuis quelques minutes : des *Kelly clamps* ?

Que sont donc ces pinces de Kelly qui semblent tellement importantes pour réussir cette nouvelle opération ? En France, à l'époque, on a des pinces de Kocher avec leurs petites griffes de musaraigne, des pinces de J.-L. Faure ou de Museux pour les utérus, mais pas de pinces de Kelly dans les boîtes d'estomac de la fameuse clinique chirurgicale de Broussais !

En un éclair, M. d'Allaines demanda qu'on appelât Dubost ; Charles Dubost, ce brillant chirurgien du rectum, qui venait de s'installer au Mans pour pratiquer la chirurgie digestive dans laquelle il excellait. L'homme n'était certes pas toujours facile ; souvent rétif et indépendant, ses colères étaient déjà légendaires ; mais, voyageur impénitent, il avait une qualité qui, aujourd'hui, devenait décisive pour le service : il parlait couramment anglais.

Pour tout dire, il était parti fâché du service et ses derniers mots avec le patron n'avaient pas été très amènes, à la limite du manque de respect... D'Allaines était prêt à passer l'éponge. Il fallait réussir la mission ; trop de choses étaient en jeu. D'abord, les petits malades dont on ne devait pas briser l'espoir. Ensuite, tant de projets découleraient certainement auprès des pouvoirs publics de ce que l'on pouvait déjà nommer un « coup médiatique ». Catastrophe en cas d'échec !

— Dubost, j'ai besoin de vous !

Son assistant d'hier était au téléphone :

— Vous avez besoin de moi, monsieur ?

— Oui, Dubost, c'est pour...

— Si vous avez besoin de moi, monsieur, j'arrive !

Aussi vite qu'il l'avait pu, Dubost avait tout laissé en plan au Mans et avait rallié la maison mère. Il discutait maintenant avec Blalock des opérations qu'on allait faire.

Des pinces de Kelly, pourtant, il n'en avait pas vu plus que les autres. Mais si cet outil était déjà si commun outre-Atlantique, il en trouverait...

— Je pris ma bicyclette (c'est Dubost qui raconte à ses assistants en buvant son café dans son bureau après une matinée opératoire) et traversai Paris pour chercher si, à l'Hôpital américain de Neuilly, les troupes alliées n'avaient pas oublié (!), en partant, quelques boîtes d'instruments.

Aussitôt dit, aussitôt fait. Il faisait un temps superbe, encore très chaud. Les vendanges avaient été fabuleuses dans tout le pays. Rallier l'hôpital de Neuilly fut une balade estivale pour ce début d'octobre, dans les rues encore vides d'un Paris d'après guerre.

Dubost connaissait bien la panseuse-chef de l'Hôpital américain, où il avait fait quelques ménages[1] pendant son internat et son clinicat. Ils descendirent au sous-sol de l'hôpital.

— Si des boîtes ont été laissées par les GI, c'est à la cave qu'on va les trouver ! dit-elle en agitant sa coiffe, marquée des trois barrettes étoilées de la générale.

Il fallut déplacer quelques matériels mis au rebut, soulever quelques alèzes. Mais des boîtes d'instruments, il y en avait plus qu'on ne pouvait l'espérer. Dans chacune étaient rangées des brochettes de pinces de toutes sortes, de toutes formes, certaines que Dubost n'avait jamais vues.

— Je prends tout, on verra bien ce que veut Blalock !

Deux boîtes furent fixées sur le porte-bagages du vélo et Dubost traversa à nouveau Paris vers le sud, un peu déséquilibré par le poids, sauvant ainsi les démonstrations opératoires organisées par son patron.

*

— Comment se sont passées ces opérations ?

Je demande à Mireille Castello, ma secrétaire de l'hôpital européen Georges-Pompidou, comment il serait possible de retrouver les observations de ces petits patients, opérés finalement dans ce qui est actuellement mon service, il y a plus de cinquante ans.

Imperturbable, elle se dirige vers la pièce proche de son bureau, où elle a fait suivre les archives de Broussais, et ouvre devant moi, trois minutes plus tard, le cahier opératoire (modèle AP.V. 1940) à la date du 7 octobre 1947.

Le papier est jauni, les trois feuillets qui relatent la première opération de Blalock se sont fragilisés avec le temps et je les manipule religieusement : Nelly, sept ans : anastomose entre l'extrémité de la sous-clavière gauche et le côté

1. En jargon de chirurgien, « faire un ménage en ville » signifie aller opérer hors de l'hôpital public pour améliorer les fins de mois d'un salaire trop étriqué !

de l'artère pulmonaire gauche. L'écriture est belle, légèrement penchée, sans retour à la ligne, comme si tout le papier devait être noirci. C'est Mlle Bassot, surveillante générale du bloc, qui écrit les comptes rendus opératoires (CRO) du patron ; les autres chirurgiens de l'équipe rédigeant à la main leurs opérations. Cette fois, elle accepte d'écrire sous la dictée de Bahnson que traduit Dubost. Le texte est rédigé à l'imparfait, contrairement à l'usage français, comme si Charles Dubost avait respecté le temps narratif de la langue anglaise : « [...] une anastomose était ensuite faite entre la fin de la sous-clavière et le côté de la pulmonaire gauche, en utilisant de la soie de De Kuatel 5/0, en faisant une couture continue ouverte, interrompue en trois endroits. Au moment où on enlevait les obturateurs placés sur l'artère pulmonaire, se produisait une hémorragie, arrêtée ensuite sans suture [...] »

Qu'il me soit permis de revenir un instant, ce premier temps d'émotion passé, sur l'efficacité d'un archivage on ne peut plus manuel (certains diront primitif), qui fait sourire nos technocrates d'aujourd'hui, obnubilés par les disques optiques et les performances du réseau informatique dans ce temple du modernisme qu'est l'hôpital européen Georges-Pompidou. Le cahier opératoire de Mlle Bassot est une mine riche d'une foule de renseignements précieux. Emporté par l'élan, je lis les comptes rendus des sept patients opérés et les autres comptes rendus de l'époque signés Vaysse, Toupet, Résano. Je reconnais immédiatement, pour l'avoir tant de fois lue, l'écriture de Charles Dubost, élégante et rapide, à l'image de sa façon d'opérer, qui résumait en dix lignes, sans fioriture, une amputation abdomino-périnéale du rectum. Je souhaite à mes successeurs, dans cinquante ans, de pouvoir consulter aussi vite les archives de notre temps grâce à nos machines pleines de mémoires, mais – j'en ai peur – vides de tels souvenirs.

*

Au début des années 1960, Charles Dubost est devenu le grand patron du pavillon René-Leriche de Broussais, la première clinique chirurgicale consacrée à la chirurgie cardiaque en France, pavillon qu'avait réussi à faire construire M. d'Allaines, grâce aux bonnes volontés de Louis Merlin et aux autobus de Pierre Bellemare[1].

Lorsqu'on lui demandait ce qui l'avait attiré vers la chirurgie cardiaque, il répondait invariablement :

— Quand j'ai vu Blalock réaliser son opération sur les Fallot !

La suite des événements serait passionnante à conter : l'histoire des premiers rétrécissements mitraux. L'histoire de la première circulation extracorporelle dans l'ancien centre Marie-Lannelongue, rue de Tolbiac, quand Dubost traverse, non plus Paris, mais cette fois l'Atlantique, et rapporte, dans sa valise, l'oxygénateur de De Wall avec lequel opère Kirklin à la Mayo Clinic. L'aventure de l'hypothermie profonde, quand les petits patients étaient endormis dans une baignoire en zinc où flottaient des glaçons...

Mais cela est déjà une autre histoire. Il nous faut rester sur cette image du pionnier : Charles Dubost sur sa bicyclette, rapportant ses boîtes opératoires vers Broussais, certain qu'il transportait ainsi ce qui allait devenir une nouvelle page de la chirurgie.

Et tout cela, parce qu'il savait parler anglais...

---

1. Louis Merlin, directeur d'Europe n° 1, lance en 1955, avec Jacques Antoine, une nouvelle émission, « Vous êtes formidables ! », émission, dont le principe est de résoudre un problème apparemment insoluble ou d'apporter aide et secours grâce aux auditeurs. Elle est présentée par Pierre Bellemare. Le succès est immédiat. Elle obtient ainsi les fonds nécessaires pour la construction d'un centre hospitalier spécialisé dans les opérations à cœur ouvert des enfants à l'hôpital Broussais de Paris. Bellemare avait fait circuler des autobus parisiens toute une journée dans les rues, pour recueillir les dons des passants !

Le « Dr Mastaba[1] »

J'ai bien connu Charles Dubost. Il fut mon patron d'internat et de clinicat.

Remarquable chirurgien et d'ailleurs remarqué dès ses débuts, il avait la trempe des pionniers. Il était de ceux qui, placés au bon moment de l'Histoire, ont le courage, la force, la capacité d'envisager les choses dans leur ensemble tout en conservant ce souci du détail nécessaire pour créer une nouvelle discipline. Pour Dubost, cette discipline fut la chirurgie du cœur et des artères.

Quelques années après la visite de Blalock, il osa en 1951, pour la première fois au monde, opérer un anévrysme de l'aorte abdominale. Opération redoutable pour l'époque, dont le succès permit d'ouvrir une nouvelle voie en chirurgie. L'hôpital Broussais devint le temple des anévrysmes de l'aorte. Et malgré l'avènement de la chirurgie cardiaque, des transplantations et des cœurs artificiels, mon service qui fut le sien, maintenant transféré dans le magnifique hôpital Georges-Pompidou, reste un peu, encore aujourd'hui, la maison des anévrysmes aortiques ! Fidélité de la transmission et poids de la tradition...

Dubost aimait ses assistants. Il disait « Mes chefs ! », voulant dire mes chefs de clinique. Il voulait surtout nous transmettre plus que la chirurgie et partager quelques-unes de ses passions personnelles. Cela ne l'empêchait pas de nous submerger parfois de quelques engueulades mémorables, dont il avait le secret... Il était l'archétype du grand patron tout-puissant, avec un côté « condottiere » de la Renaissance italienne, entraînant dans son sillage des fils qui lui devaient tout et qui devaient tout faire pour ressembler au modèle.

1. Une mastaba est une construction funéraire de l'Ancienne Egypte pour accueillir les sarcophages des pharaons et des hautes personnalités.

Il aimait les voyages pour parcourir le monde. Mais ce qui l'intéressait n'était pas les beautés de la nature. Elles le laissaient assez froid. Seules les œuvres des hommes le faisaient vibrer, quels qu'en fussent l'époque ou le lieu. Il avait parcouru le monde, son bistouri à la main :

— Dites-vous bien que mon diplôme de médecin a toujours été mon meilleur passeport, aimait-il à dire.

Après les commentaires sur les interventions de la matinée, à l'heure du café, fuyant les propos futiles, il aimait évoquer le temple de Palenque au Mexique, celui de Borobudur à Java, le Parthénon, l'armée enterrée de Xi'An en Chine et puis l'Egypte, l'Egypte et encore l'Egypte... Sa passion pour l'Egypte remontait à ses souvenirs de guerre. Encore militaire, Charles Dubost avait occupé le poste de chirurgien du canal de Suez. Cantonné à Ismaïlia, il se languissait sous un soleil de plomb, en attendant la visite des marins qui s'étaient coincé les doigts entre l'amarre et le cabestan... Il décida alors, pour se désennuyer un peu, de commencer l'exploration systématique de tous les sites archéologiques de l'Ancienne Egypte. L'époque était propice : pas un chat à Karnak, pas une seule vieille touriste anglaise à Edfou... Comme lui disait le gardien du temple de Louxor, quand il le voyait s'avancer seul dans les allées du temple :

— Fais bien attention aux serpents, Dr Mastaba, *take care...*

Dubost était devenu « Dr Mastaba ». Il faisait attention aux serpents (aujourd'hui, le risque reptilien est bien moindre, vu le nombre de pieds qui foulent les lieux tous les jours...) et avait commencé à déchiffrer les cartouches de hiéroglyphes.

Il ne s'était pas passé une année depuis, sans qu'il revînt en Egypte, au prétexte d'une coopération chirurgicale ou scientifique. Nous, les « chefs », on l'accompagnait à tour de rôle.

Je pense qu'il a su nous communiquer le virus. Et détenteur aujourd'hui de la tradition, je tiens à cœur de partir tous les ans avec une équipe aux quatre coins de la planète, et surtout, bien sûr, en Egypte.

Le jour de son enterrement, nous, les « chefs », avons porté son cercueil sur nos épaules, comme le veut la tradition pour honorer l'empereur qu'il était...

Epilogue

Hippocrate vécut très vieux. Certains disent jusqu'à quatre-vingt-cinq ans. D'autres le font mourir plus que centenaire, à Larissa en Thessalie. Il avait au moins prouvé sur lui-même que ses principes de médecine naturelle pouvaient avoir du bon !

Il fallut des siècles pour que, brique après brique, la médecine se construisît en science et sortît vraiment de la magie, des croyances de toutes sortes, du poids des religions qui voulaient s'en mêler, de l'ignorance, des charlatans et des affabulateurs. Comme toutes ces sciences du complexe, elle avait évidemment besoin pour s'exprimer que ses petites sœurs plus fondamentales arrivassent à maturité...

Prenons l'exemple des connaissances nécessaires pour effectuer avec sécurité ce que l'on peut appeler la chirurgie moderne. En entendant bien sûr par chirurgie moderne celle qui ouvre les grandes cavités thoraciques et abdominales, qui est capable d'y effectuer un geste thérapeutique (résection ou reconstruction), tout en donnant au patient toutes les chances de survivre à cet acte.

Sans anatomie précise, pas de chirurgie. Il a fallu attendre Vésale et ses camarades, anatomistes de la Renaissance, pour obtenir une description à peu près correcte du corps humain. Et encore, bien des domaines furent réanalysés ensuite, car ils correspondaient à des nécessités impérieuses : la neuro-anatomie, l'anatomie intime du cœur, l'anatomie fonctionnelle et bien d'autres... Pour comprendre les malformations de toutes sortes, il a bien été nécessaire d'étudier comment se formait un embryon normal et les anomalies engendrées par la nature, ce fut l'embryologie. Pour reconnaître l'organe malade et ses particularités, il a fallu que les Bichat, les Virchow décrivent avec patience l'anatomie pathologique et qu'une analyse plus fine au microscope permette de distinguer un cancer d'une tumeur bénigne ! Importance thérapeutique notable...

Sans connaître la circulation sanguine, pas de chirurgie non plus. Distinguer les artères des veines, mesurer la pression artérielle, avoir une idée du débit et de la masse sanguine, autant d'évidences aujourd'hui sans lesquelles la résection d'un organe pour cancer, la réparation d'une valve du cœur, sans parler d'une greffe rénale, n'auraient de sens... Merci, Harvey.

Sans anesthésie, on a bien vu qu'une certaine chirurgie de pionnier était certes possible. Nécessité fait loi ! Mais dans quelles conditions... Les cris, la presse, l'horreur de l'épouvantable souffrance. Ce ne fut que lorsque les chirurgiens purent prendre le temps d'observer, de mesurer, de reconstruire sur un corps apaisé par les gaz anesthésiants, puis par les molécules magiques de l'anesthésie moderne, que de nouvelles opérations furent envisagées.

Quant à l'infection, quelle horreur ! Tout ce que l'on touchait avant les Pasteur et les Lister s'infectait peu ou prou, 80 % des sites opératoires devenaient purulents en quelques jours. Tant et si bien que les chirurgiens avaient pris le parti de s'y soumettre et de tenter de diriger le phénomène.

— Quand le pus devient bleu-vert, disait Larrey, c'est plutôt bon signe et le malade a moins de chances de mourir.

Il signifiait par là que le bacille pyocyanique (dont il ignorait l'existence) avait colonisé la plaie et qu'il allait empêcher le développement des staphylocoques (qu'il ne connaissait pas plus), dont le risque d'entraîner une septicémie et la mort était plus important. Il aurait pu tout aussi bien dire :

— Puisque ces mystères nous dépassent, feignons d'en être les organisateurs[1] !

Et la transfusion sanguine ? Elle a permis de sauver bien des vies... Les vies de ces traumatisés de toutes sortes arrivant exsangues à l'hôpital ou à l'infirmerie des champs de bataille modernes. Il fallut attendre 1900 et la découverte des groupes sanguins par Landsteiner, puis 1940 pour qu'on reconnaisse le fameux facteur Rhésus. Si bien que ce ne fut que pendant la Seconde Guerre mondiale que la transfusion sanguine put vraiment devenir efficace en pratique. Quant à la constitution de banques de sang organisées, elles ne virent le jour en France qu'après guerre. Alors, enfin, la chirurgie moderne telle qu'on l'entend aujourd'hui put se développer...

Il ne faudrait pas oublier le rôle de l'industrie dans cette aventure. Qui fabrique ces appareils de surveillance, ces machines à donner des images, ces prothèses d'organes, ces organes artificiels ? Certes, souvent des chirurgiens les imaginent, mais ce sont des ingénieurs qui les réalisent.

Soyons clairs : la thérapeutique médicale et chirurgicale n'est véritablement devenue efficace que depuis la Seconde Guerre mondiale. Depuis cinquante ans, la médecine a rassemblé plus de connaissances qu'au cours des millénaires précédents. On considère qu'actuellement les informations doublent tous les sept ans, ce qui pose un problème pour programmer les études de médecine qui ne peuvent se pour-

1. Il s'agit d'une citation de Jean Cocteau extraite des *Mariés de la Tour Eiffel*.

suivre à l'infini ! Il est déjà évident depuis longtemps que personne ne pourra plus connaître toutes les facettes de son art ! Voici venu le temps des spécialistes. Spécialiste d'un organe... ne rêvons plus ! Spécialiste d'une partie de l'organe, d'une de ses fonctions, voire d'une de ses molécules, tout au plus...

Le malade est renvoyé comme une balle de ping-pong, d'un savant à un autre, qui ne traite et ne règle qu'une partie de son problème et qui ajoute son traitement à une liste déjà joufflue sans trop se préoccuper des interférences.

Résultat globalement positif cependant. La durée de vie moyenne s'est accrue dans des proportions très significatives au cours des dernières décennies. Et pas uniquement par l'éradication d'une surmortalité infantile, si commune encore dans les pays en voie de développement, mais bien grâce à la prise en charge des facteurs de risque et la prévention plus efficace des maladies. On peut dire que les médecins occidentaux ont bien fait leur travail : ils ont soigné, prévenu correctement les maladies cardio-vasculaires et une partie des cancers. Ils ont bien respecté leur serment :

« Dans toute la mesure de mes forces et de mes connaissances, je conseillerai aux malades le régime de vie capable de les soulager et j'écarterai d'eux tout ce qui peut leur être contraire ou nuisible. »

Une petite fille qui naît aujourd'hui en France a toute chance de devenir centenaire ! Bravo.

Petit défaut de cette attitude, elle a coûté cher... Et elle coûte de plus en plus cher.

La vie n'a pas de prix, mais elle a un coût...

Les régimes d'assurance maladie s'essoufflent. Les pouvoirs publics demandent aux médecins de mieux s'organiser, de faire des choix. Ils leur suggèrent de limiter les dépenses par des systèmes de références et parfois leur imposent. Sans le dire, on leur reproche de trop soigner...

Où va-t-on ?

Epilogue

Arrêtons-nous là ! Pour éviter de glisser du passé au présent, au risque de s'enliser dans le futur. Connaître l'Histoire donne-t-il une once de plus-value pour décrypter de quoi demain sera fait ? Paul Valéry, parlant de la grande histoire, était franchement radical : « L'histoire justifie ce que l'on veut, elle n'enseigne rigoureusement rien, car elle contient tout et donne des exemples de tout. »

Trop radical sans doute, l'histoire des sciences diffère là de l'Histoire tout court, car elle comporte un fil directeur, un but incontournable qui est la vérité scientifique. Et cette vérité est unique, même si les chemins pour la cerner restent nombreux. Il est donc possible d'y discerner de grands mécanismes qui se répètent. Ainsi peut-on en tirer un certain nombre de leçons, de réflexions sur les comportements et sur leurs erreurs.

Les évoquer a été le but de ce livre.

Quant à l'avenir de la médecine, je ne connais qu'une façon de le prédire, c'est de le créer...

Principales références bibliographiques

Observatoire national des Prescriptions et Consommations des Médicaments : *Etude de la prescription et de la consommation des veinotoniques en ambulatoire*, Rapport de l'Agence du médicament, 1999.

BELAVAL Y., « Socrate », *Histoire de la philosophie*, vol. I, Gallimard, Bibliothèque de la Pléiade, 1969, p. 451-463 ; Fayard, 1963.

BRUN T., *Socrate*, Presses universitaires de France, coll. « Que sais-je ? », 1978.

CHAUVOIS L., *Histoire de la médecine. William Harvey*, Sedes, 1957.

DE PARADES V., *Une fistule royale aux conséquences inattendues*, encyclopédie médicochirurgicale, Gastroentérologie clinique et biologique, 32, 665-666.2008.

DESTOUCHES L. : *La Vie et l'Œuvre de Philippe Ignace Semmelweis (1818-1865)*, thèse de médecine, Rennes, Francis-Simon imprimeur, 1924. Une contraction a paru sous le titre « Les derniers jours de Semmelweis », *La Presse médicale*, n° 51, 25 juin 1924.

DUHAMEL P., *Histoire des médecins français*, Plon, 1993.

GORNY Ph., *L'Aventure de la médecine*, Lattès, 1991.

Harvey W., *Exercitatio anatomica de motu cordis et sanguinis in animalibus*, Sumptibus Guilielini Fitzeri, Francfort, 1628.

Lichtenhaler C., *Histoire de la médecine*, Fayard, 1978.

Littré E., *Œuvres d'Hippocrate*, Baillère, 1839 (numérisation consultable à la Bibliothèque interuniversitaire de médecine, Paris-Descartes).

Marchioni J., *Place à Monsieur Larrey, chirurgien de la Garde impériale*, Actes Sud, 2003.

Martiny M., *Hippocrate et la médecine*, Fayard, 1964.

Molière, *Le Malade imaginaire*, Hachette, coll. « Classiques Hachette », n° 13, 2006.

Soubiran A., *Le Baron Larrey, chirurgien de Napoléon*, Fayard, 1967.

Tulard J., *Les Français sous Napoléon*, Hachette, 2009.

Vesalii Andreae, *De humani corporis fabrica* (livre VII), Johannes Oporinus, Bâle, 1555 (numérisation consultable au service de la documentation de l'université de Strasbourg).

Remerciements

A Alain Minc et Jean-Marie Lefebvre. De leurs amicales incitations et de leurs encouragements est né ce livre.

A Erik Orsenna, qui m'a fait l'amitié de me relire.

A Jean-Pierre Coffe et à ses conseils toujours aussi chaleureux et percutants.

A Natacha Ben Naceur, Alain Carpentier, Alain Deloche, Patrick de Calatchi, Delphine Dahan, Christian Imbert, Bernard Vasseur, Jean-Claude Woog pour leurs conseils.

A ma mère enfin, gardienne vigilante de l'orthographe française.

Table

La photocomposition de cet ouvrage
a été réalisée par
GRAPHIC HAINAUT
59163 Condé-sur-l'Escaut

Cet ouvrage
a été achevé d'imprimer sur Roto-Page
par l'Imprimerie Floch à Mayenne
pour le compte des Éditions Plon
76, rue Bonaparte
Paris 6e
en avril 2011

Imprimé en France
Dépôt légal : mars 2011
N° d'édition : 14680 – N° d'impression : 79485